JN124474

新型コロナウイルス感染症と自治体の攻防

コロナと自治体 1

平岡和久・尾関俊紀 編著

自治体研究社

はしがき

本書の意図

尾関俊紀

　２０１９年12月に中国から新型コロナウイルス感染の報告があり、２０２０年１月14日に日本でも感染が確認されました。２月11日に、ＷＨＯはコロナ（COrona）ウイルス（VIrus）病（Disease）の頭文字と２０１９年の19をとって、COVID-19と命名しました。その後世界中でパンデミック（大流行、世界的流行）を引き起こしました。２０２１年５月８日までで日本では約62万人の感染者と１万５６６人の死者、世界では１億5千万人以上の感染者と３２６万人の死者数が報告されています。新型コロナ感染症はこうした莫大な健康被害のみならず、社会、経済の危機を全世界にもたらしています。

　コロナウイルスは人間の環境破壊によって、コウモリや野生動物が保有していたものが人との接触機会が増えて感染したものと考えられています。そしてグローバル化の中でたちまちのうちに世界へ広がり、新自由主義のもとで、保健所をはじめとする感染症に対する予防を担う公共政策の縮減が被害をひろげました。格差はさらに広がり生活困窮する人は増加し、人々が生活するうえで欠かせない業務に従事するエッセンシャルワーカーの待遇改善はなかなか進みません。

感染が成立するには、『感染源』『宿主感受性』『伝播経路』の3要素が必要です。『感染源』は感染を引き起こす新型コロナウイルスで、感染を起こしている人に存在しています。『宿主感受性』はウイルスが体に入った時の感染のしやすさを示します。『伝播経路』は感染者の出す飛沫や体液に接触する機会です。この3要素に対して対策をとります。『宿主感受性』を低下させ免疫による抵抗力をつけるのにはワクチンが最も有効です。人類史上かつてない速さで実用化されたワクチンには期待がされています。『伝播経路』に対する対策は人と人との接触を避けることで、マスクの着用、手洗いにはじまり、密閉空間、密集場所、密接場面の3密を避けること、多人数での会食を避けること。飲食店の時短要請、外出の自粛、ＩＣＴ（情報通信技術）を用いて在宅勤務可能なテレワークの推奨が行われてきました。これまでの日本の感染対策は伝播経路対策に尽きるといっても良いと思われます。

これと比べて、遅れた感があるのが『感染源』対策です。感染を疑う人に検査を行って感染を確定していくことがすぐには進みませんでした。ＰＣＲ検査（ポリメラーゼ鎖増幅反応でコロナウイルスのＲＮＡを調べる検査）を巡ってさまざまな論争が起きました。初期のころに専門家や臨床医からもＰＣＲ検査の拡大は推奨されませんでした。その理由として、①検査の不確実さから大量に検査をすると副次的な問題が生ずる。②検査を希望して病院へ行く人が多いと病院は混乱し、感染のリスクにもなる。③ＰＣＲ検査の実施能力の限界が挙げられていました。

検査には偽陰性（病気があるのになしとする誤り）偽陽性（病気がないのにありとする誤り）が避け

られないので、偽陰性の場合には、コロナ感染があるのに検査で誤ってなしと判断され、安心して行動することで感染を広げかねない。また、大量に無症状の人に検査を行うと多くの偽陽性の人が誤って隔離されてしまうという批判でした。偽陰性の率は30％程度、偽陽性の率は1％と仮定して議論が進められていました。偽陰性の問題については繰り返し検査をすることで精度は上がります。また偽陽性は1％より少ないという反論もでました。海外のデータからは0・1％よりはるかに少ないと推定され、感染していない人を誤って行動制限してしまうリスクは相当低いと考えられます。

また、検査能力の限界という論議は現状を追認するだけで、将来に向けての方向性を示さない姿勢です。これは政府のコロナ対策のすべてにわたった欠点でもあると思います。ゼロコロナを目指すのではなく、現状に甘んじるウィズコロナを打ち出して、将来に向けての努力を放棄しているようにみえます。

新型コロナ分科会の尾身茂会長は7月6日「症状のある人、接触などで感染の可能性のある人にはＰＣＲ検査を行うことが必要で、症状のない人についてはコストも考えて国民的合意が必要」とＰＣＲ検査を拡充する方向を示しました。また、無症状の感染者からの感染が多いということも明らかになりました。無症状者にＰＣＲ検査を行うことは対象集団の感染の可能性の度合いと検査後の結果をどう役立てるかによって有効性が決まってくると思われます。

積極的疫学検査や社会的検査については、自治体の進んだ取り組みが注目され、コロナ封じ込めの政策として考えられるようになりました。

しかしながら2021年5月の時点で6都府県に出された3度目の緊急事態宣言ではやはり『伝播経路』に対する対策が中心です。社会生活での制約が多く、支援が不十分で市民の支持を得ているとは言い難いところがあります。また医療が逼迫する中で、オリンピックを優先させる動きについては大きな批判が起きています。さらにワクチン接種を巡っても、自治体や医療機関に大きな混乱を生じさせています。

本書の目的は、ゼロコロナを目指してゆくために、検査やワクチンの有用性を確認し、地域を守る自治体の生き生きとした先進的な取り組みを紹介することにあります。

第1部1では、コロナ禍から1年を経過した経験をもとに、新型コロナウイルスの防疫目的のPCR検査、変異株への対応、ワクチンについて最新の知見を紹介しています。

2では新型コロナ感染症に対する国の感染対策や経済対策について、財政的裏付けから分析するとともに、地域と自治体の取り組みの課題、自治体財政のひっ迫と今後の対策の在り方を論じます。

第2部では先進的な自治体の対策をあきらかにしたいと思います。世田谷区の社会的検査、広島県のPCR検査センターの設置と集中検査の実施、鳥取県の積極的疫学調査を紹介します。またワクチン接種について練馬方式、高知県での過疎地での対応を報告します。

本書が全国で感染症予防に取り組み健康な地域づくりに奮闘している、自治体や地域の人々になにがしかの役に立つことを願っています。

（2021年5月8日）

目次

新型コロナウイルス感染症と自治体の攻防

［コロナと自治体　1］

はしがき　本書の意図　尾関俊紀　3

2　新型コロナ禍と自治体の対応　平岡和久　55

第Ⅱ部　新型コロナウイルス感染症に向き合う自治体の取り組み

1　東京都世田谷区●自治体として立ち向かう——ＰＣＲ検査体制の拡充　保坂展人　101

第Ⅰ部

新型コロナウイルス感染症対策を問う

1 新型コロナウイルスの検査とワクチン

徳田安春

1 感染力をみる防疫目的ＰＣＲ検査の最新知見

⑴ 主要な感染源は気道の分泌液

新型コロナウイルスの世界的な感染拡大から一年が過ぎ、このウイルスに対するさまざまな特徴がわかってきました（急速に新たな知見が加わる新型コロナであるが、この章は２０２１年4月5日時点での知見を基に記載している）。まず感染伝播様式。新型コロナの感染伝播の多くは、感染者が咳をしたり、話したり、息を吹くときに、飛沫やエアロゾールを排出することで起こることが多いことです。

物体を介した接触感染の可能性はありますが、今ではメインの伝播経路ではないと考えられています。職場などで感染者がみつかったときに、デスクや椅子周囲などのアルコール消毒を行っている

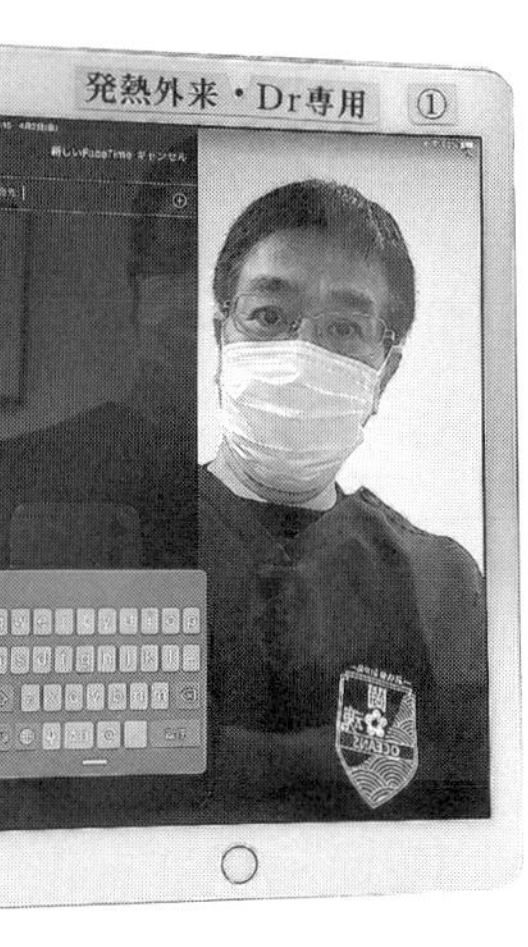

発熱外来モバイル機器活用

注：バイタルサイン評価はとても役に立ちます。

ことが多いのですが、感染予防のためには、物体の消毒より換気を十分に確保することがより大切ということになります。

感染源対策でも、感染者の体の中のウイルス粒子が存在する部位の中で、飛沫やエアロゾールの排出源に存在するウイルスをターゲットにするべきです。すると、感染源対策として大切なのは気道となります。定量を量るには、手指に付着しているウイルス量よりは、咽頭粘液や唾液、喀痰などの気道分泌液内に存在するウイルス量です。

⑵ Ct値による感染力判断を実用化したベルギー

最近、上気道ウイルス排泄量が感染ドライバーとして重要であることを確認した研究結果が、スペインのバルセロナのグループから発表されました。リアルタイム定量RT-PCR（Reverse Transcription Polymerase Chain Reaction：以下PCRと記す）検査での低Ct値は高いウイルス排泄量に比例します。Ct値とは、PCR反応を促進させる酵素による核酸分子の増幅回数のことです。増幅回数が少なくても確認してできる検体ほど、その中に含まれる核酸の量が多いということになります。しかし、Ct値とウイルス量との正確な相関は、サンプリング法、遺伝子標的、プライマー（核酸の断片）、プローブ（同定に使う物質）、標的遺伝子変異などの要因に依存します。

これに対して、ベルギーはこれらを較正するため標準化サンプル検体の配布を開始しました。標準化Ct値で30以下が感染力であり、と判断できることにはメリットがあります。感染回復期に残骸ＲＮＡと活動性ウイルスを識別できることです。

⑶ 実行再生産数に応じた検査戦略

感染源対策で重要なのは発見と保護隔離。それを徹底して行うことがゼロコロナを達成するのに不可欠となります。検査保護隔離の費用対効果研究が米国から発表され、流行程度で費用対効果は異なることが示されました。実行再生産数Reが２・２で最も費用対効果が高いのは、週１回検査＋陽性者２週間保護隔離。Reが１～２では月１回の集団検査＋１週間保護隔離。検査１件あたりの価格が75ドル未満で費用対効果が高くなることもわかりました。

２０２０年に入ると中国は、２月の旧正月に備えて、濃厚接触者用に、北京の南３００キロのエリアに検疫キャンプ場を設置しました。計４１５６室の家具付き客室には、バスルーム、無線ＬＡＮ、テレビが完備。備えあれば憂い無し。自宅隔離では家族内感染が広がることが避けられません。危機管理的予防投与として見習うべきでしょう。

2　コロナ対策ではゴール設定が大切

(1)　ゼロコロナでの生活

ＧＯ ＴＯトラベル事業が年末年始の期間はストップとなりました。トラベルとイートの促進政策はもともと感染が収束してから行う予定です。収束してもいないのに、トラベルとイートに行こう！　などとアナウンスすること自体がアナウンスメント効果となり、トラベルとイート以外の生活でも感染対策が緩んでいくのが当たり前なのです。

結局、この冬、日本は経済を止めることに追い込まれました。ウィズコロナ政策の破綻です。新型コロナのパンデミックでは、政府の感染対策の違いが各国の感染状況に大きく影響しました。国レベルの感染対策で最も決定的な違いはゴール設定であり、コロナについては、ゼロコロナ対ウィズコロナです。

ゼロコロナを目指した国々の人々は、すでにコロナの存在そのものを忘れています。社会活動は正常化、人々はコンサートやスポーツ観戦、カラオケを楽しんでいます。学校は通常通りで、子どもも安心して勉強しています。ソーシャルディスタンスもなく、ソーシャリゼーションを楽しんでいます。もちろんマスクなし、です。

⑵　ゼロコロナ政策を無視する国と学ぶ国

２０２０年の当初、中国で感染拡大したとき、世界が中国の感染対策に注目しました。中国はゼロコロナを目指し、ロックダウンに加えて、徹底した大規模ＰＣＲ検査による保護隔離、水際作戦の三大介入により、数週間から数か月でゼロコロナを達成しました。武漢を含むエリアでは、２月に最高１日７０００人の感染者が出ていましたが、ロックダウンプラス大規模検査で４月にはゼロコロナをほぼ達成しました。

同様に、ゼロコロナを目標にした西太平洋諸国の多くはこのシンプルな介入方法を迅速に習得し実行しました。一度、ゼロコロナを達成すれば、水際作戦と市中でのサーベイランス検査（発生状況や変化を継続的に監視）を継続するだけです。サーベイランス検査で陽性者集団がみつかれば、サーキットブレーカー式（強制的な措置）ロックダウンに一斉大規模検査を組み合わせて、感染源をつぶすのです。サーベイランス検査は、多人数を一度で検査できるプール式でもいいし、下水ＰＣＲ検査でもいいのです。

今は苦戦している韓国はもともとゼロコロナ政策なので、今後は封じ込めに進むでしょう。アジアの中でウィズコロナ政策は日本とフィリピン、インドネシアです。これらのワースト３国では、感染者と死者数は突出して多く、経済も悪い。まさに、政策の違いが生命と暮らしに大きく影響しています。

⑶　ゴール設定の問題

日本の保健所の接触追跡能力は高いとの記事が最近（２０２０年12月15日）、ネイチャー誌に出ました。しかし、検査と保護隔離も十分に行って、接触追跡をクラスターだけに限定せずに厳密に行うべきであったと思います。そうしなかった理由は、日本のゴール設定がウィズコロナだったからです。

アイスランド住民への大規模コロナ検査で、軽度のCOVID-19の最もよくみる症状は筋肉痛、頭痛、咳であることがわかりました。発熱ではないです。サーモグラフィーのみでのスクリーニングは見逃す可能性が大きいことはもともと指摘されていました。

日本国内の空港などではあいかわらずサーモグラフィーのみのスクリーニングで済ませているところが多いです。こういう不十分なスクリーニングを、やってます感アピールで終わらせているのは、もともと目標設定がウィズコロナだからです。目標が異なると結果が大きく異なるのが、このコロナ対策で世界の国々が明暗を分けた原因でした。

3　ウィズコロナ政策の副作用

⑴　ウィズコロナ政策と経済への負の影響

北半球が冬に入り新型コロナが冬将軍となって再び猛威をふるい始めました。東京での１日新規感染者数も８００人を超え、医療システムの逼迫が起こりました。もともとこのウイルスの活動性は低温度と低湿度で長引くことがわかっていたので、この事態は予想されていました。実は、これまでの春と秋の波は序曲にすぎませんでした。

感染症疫学の教科書に記載されている基本対策には3つあります。感染源対策、感染伝播対策、宿主感受性対策です。このうち、宿主感受性対策は有効なワクチンの接種であり、日本では２０２１年2月に接種プログラムはスタートしています。しかし、そのペースは遅く、感染源対策と感染伝播対策をやるしかないです。

しかし、日本政府は、感染源対策はほとんど行わずに、個人の責任に帰するやり方での感染伝播対策のみを行ってきました。個人に責任を負わす感染伝播対策のみのウィズコロナでは、左の機序によって逆に負の影響が大きく出てきます。

［感染するのは個人の責任］
↓自業自得、誹謗中傷、自粛警察
↓感染を隠す、検査を受ける気がなくなる
↓感染拡大
↓経済ストップ

⑵ 欧米諸国もゼロコロナ戦略ではなかった

検査回数を増やした欧米で感染拡大したことをもって、検査拡充に効果なしとする論調がありま す。しかし、ほとんどの欧米諸国のゴールもゼロコロナではありませんでした。ゴール設定が異なると、検査追跡保護隔離の「徹底さ」が違います。例えば、ガンの根治療法と姑息的治療法では「徹底さ」が違います。検査を増やすのはもちろん必要ですが、サーベイランス検査とそのデータにもとづいた大規模検査、水際対策が必要です。

欧米でゼロコロナ戦略を採用して成功したのはアイスランド。住民全数検査を行い、貴重なデータを世界に提供しました。例えば、新型コロナの症状で最も多いのは、咳、頭痛、筋肉痛であり、発熱は多くない、などです。那覇空港はサーモグラフィーで水際対策をやっているとしていますが、その効果は弱いことがわかります。

ニュージーランドもゼロコロナ戦略です。サーベイランス検査によって市中感染者を数人みつけただけで、市民全員に対して大規模検査を行いました。コロナフリーが何か月も続いています。オーストラリアもゼロコロナ戦略。ビクトリア州では、感染者ゼロが続いていますが、毎日1万人近くも検査しています。もし、日本の厚生労働省（以下、厚労省）が言っていたように特異度（臨床検査で陰性のものを陰性と正しく判定する確率）が99％であれば、1％は偽陽性が出ることになりますが、全く出ていないことから、特異度99％はデマであったことがわかります。

(3) 日本におけるゼロコロナ戦略の可能性

日本人には長期間のロックダウンに耐えられないからゼロコロナは無理、という論調があります。しかし、実は逆であり、ゼロコロナになれば、やるとしてもサーキット程度のロックダウンであり、大規模なロックダウンは不要です。人々は自由を謳歌できます。ウィズコロナでは、この冬でわかったように、ロックダウンや外出営業自粛に追い込まれるのです。

市民に対して格安でPCR検査を受けることができるシステムを、全国のさまざまな自治体が設置しています。那須塩原市では、2021年1月から希望者向けに1000円で受けられるようにしました。1日に最大1万5000人分できる体制です。これは、プール式PCR検査を採用することで実施するという、素晴らしい取り組みです。

ところで、ゼロコロナ政策は陽性者ゼロを達成する必要はないのです。目標は市中流行をなくすことです。台湾でも、毎週数人は陽性者が報告されていますが、これはほとんど水際対策で補足した陽性者です。コロナはパンデミックなので、空港での水際で陽性者が数人出るのは当然です。

日本は島国であり、外国からの出入りを封印しやすいので、ゼロコロナを達成しやすい疫学的アドバンテージを持っていましたが、それをやりませんでした。この戦略ミスは手痛い。「ファクターXがある日本は特別だ」などと、神風的信仰にしがみついたのは先の太平洋戦争と似ています。

4　検査の賢い利用法

(1)　検査拡充路線へ転換

『銃、病原菌、鉄』（2012年、草思社文庫）で有名な生物地理学者ジャレド・ダイヤモンド氏が、『文藝春秋』2021年3月号でこう述べています「民主主義の大きな強みは意見の不一致です。政府が間違ったことをしたときに国民が抗議し、政府を説得することができるからです」。これは正論です。コロナ政策でも政府の間違った検査抑制策に対して、国民の批判と提案で検査拡充路線へ転換しつつあります。

例えば、沖縄県のこれまでのコロナ対策は、基本的に政府の対策の追随対策です。検査抑制策が中心なため、水際での対策もサーモグラフィーのみであり、感染者を捕捉する機能が弱かったのです。しかし、3回目の緊急事態宣言を味わった沖縄県も、徐々にですが検査拡充路線を採用し、希望者に空港でのPCR検査を始めました。

でも、沖縄入りする旅行者に対しての事前の周知は十分といえず、開始から約2週間、1日平均60人余りしか受検していない状況でした。そんなときに出た旅行業界の意見はこうでした。「『検査してから来て。できなければ空港で検査できる』と、県が積極的にメッセージを発信すべきだ」。これは妥当な指摘でした。この意見に従って県知事は、沖縄への航空会社の協力を得て旅行者へ呼びかけを始めており、旅行者の受検が増えています。

⑵　モニタリング検査の導入

２０２１年１月初旬にピークを迎えた冬の感染拡大は、都市部を中心に緊急事態宣言を導入した後、徐々に感染者数が減りましたが、３月になって下げ止まりに直面しました。変異ウイルスの拡大が原因となる高止まりでした。日本と同様にワクチン接種が遅れて、変異ウイルスが蔓延している国々でも、ほぼ同時期に増加へ転じています。宣言解除を決めた政府は、解除後の大きなリバウンドを警戒しており、リバウンドは「絶対避けねば」と分科会の尾身茂会長も述べました。

しかし、緊急事態宣言の２か月半の対策は、実質的に夜間外食自粛のみの戦略でした。都心部での高齢者施設・医療機関内クラスターの下げ止まりは、ウィズコロナの限界を露呈していました。徹底的な検査拡充による大規模スクリーニング検査で封じ込めをしてほしかったのですが、広島県を除き、県レベルで実行している自治体はありません。

そこで、分科会が提案した新規の対策は、感染拡大早期での感染密度の増加が予想されるエリアでのモニタリング検査です。もともとこれは、われわれが昨年より提案していたサーベイランス検査と同じものです。しかし、１日１万件と、数はまだまだ少ないです。われわれの提案が実行されるのはよいのですが、それだけでは十分ではありません。もっと大規模なスクリーニング検査を行って、時間的にも前向きな感染者保護となる対策を打つべきです。

(3) 大規模検査の意義と方法

大規模検査は防疫目的で行われます。追跡と保護隔離による感染源対策です。Back to the Future思考で行われる未来の感染を予防する検査です。最近の研究により、鼻咽頭や唾液のウイルス量の多い感染者は、少ない感染者に比べて、周囲へ感染が伝播する可能性が高いことがわかりました。一方、咳の有無では伝播する割合は変わらないことも判明しました。防疫目的検査では、鼻とのど唾液のウイルス量が感染力測定のゴールドスタンダードなのです。

ルクセンブルクの大規模スクリーニング検査の有効性を示す論文も出ています。自発的参加で、住民の49％と移入労働者の22％が受検し、合計56万6320件の検査を実施し、プール式PCR検査を採用する方式でした。一度に数人もの検体を同時に調べることができるプール式は、時間とコストを大幅に減らすことができます。

大規模検査によって、ルクセンブルクは850人の陽性者を発見し、保護隔離しました。このうち33％の人々は無症状であり、検査してはじめてみつかるケースでした。これら850人の人々の接触追跡で249人の陽性者も追加でみつけることができました。このように、1000人以上もの感染者を保護する感染源対策は感染抑制に有効であることがエビデンスとして示されたのです。

PCR検査に加えて、人々が自宅でも簡単にできる迅速抗原検査（鼻腔液や唾液の中に含まれるウイルスのタンパク質を検出する検査）も併用するとよいでしょう。米国は、オーストラリア・エルメ社の迅速抗原検査を2億3000万ドルで850万個購入し、在宅で使用可能となっています。その場で結果が判明するので、ＰＣＲ検査とうまく使い分けると有用です。この製品は、地域サーベイランス機能付きであり、スマホアプリにより郵便番号のデータをクラウドに自動送信することもできます。個人情報を機密にしながら地域保健局が陽性者の密度を知ることができるシステムとなっているようです。

5 ワクチン開発は国家安全保障

(1) ウイルス変異とワクチン定期接種の必要性

コロナウイルスに対するワクチンも、インフルエンザワクチンのように、年1回など定期的に接種する必要が出てくる可能性が高いとする、世界の科学者の意見が多数を占めつつあります。変異ウイルスの出現がその理由です。イスラエルのデータをみると、ワクチンの効果は素晴らしいというのがわかります。しかし、ワクチンの効きにくい変異ウイルスも登場してきています。

今のところ、英国でみつかった変異株にはワクチンの効果は落ちないとされていますが、南アフリカやブラジルでみつかった変異株に対する一部のワクチンの効果が弱いことが示されつつあります。例えば、アストラゼネカとオックスフォード大学が開発した、アデノウイルスベクターを用いたワクチンでは、南アフリカの変異株に対する有効性がかなり低いことがわかり、南アフリカはその製品の購入をキャンセルしたのです。

このように、ワクチンに効きにくい変異株が今後は継続して出てくる可能性が高い。そこで世界の研究者の間で考えられている方策は、ワクチンの効果を維持するため新規にアップデートしたワクチンを定期接種するやり方です。これをどのくらいの頻度で接種すべきかという議論が出ていますが、現時点では、最低でも年1回は定期接種した方がよいだろうと考えられています。

(2) ワクチンのアップデート

ファイザーやモデルナなどのmRNAワクチン製造では、既存のワクチンの構造をアップデートすることは比較的簡単です。新しいRNA塩基配列を設計して臨床試験に進むのには、6週間以内でできるといわれています。その後に臨床試験を行い、そのデータをFDA（米国食品医薬品局、Food and Drug Administration）に提出するまでに約5か月かかるから、半年で用意できるという計算になります。

最近ではまた、欧米のワクチンだけでなく、ロシア製のワクチンの有効性も90%を超えるとのことで、かなり高いことがわかってきました。ロシアのスプートニクVワクチンの有効性と安全性は欧米製ワクチンに肩を並べるくらいよいことが判明しました。しかし、その開発では、急ぎ過ぎ、簡素化、透明性欠如があったのが問題でした。接種後の長期フォローのデータでも透明性確保が課題でしょう。

ところで、中国製ワクチンを密かに個人輸入して接種していた日本人グループがいたことが20

20年秋頃に報道されましたが、その中国製ワクチンの効果はどうだったのか気になる人も多いでしょう。最近になって発表されている中国製ワクチンのデータでは、有効性は50％程度でした。欧米やロシア製よりは弱いものの、中等度の効果はあることが示されました。最も、ワクチン外交を行っている中国にとっては、それほど宣伝にならないデータだと思います。

⑶　望まれる開発能力のアップ

新型コロナのワクチンの開発が遅い日本には、多くの国民が驚いたでしょう。欧米だけでなく、ロシアや中国、そして韓国も独自にワクチンを開発していますが、日本からワクチンがでてこないのは何故か？　その理由は資金と人材の不足です。巨大ファーマ（製薬企業）との競争に追いつくことができない製薬企業は撤退と縮小、あるいは外資系への吸収を余儀なくされました。残る企業には資金も人材も枯渇しています。

現在の国立感染症研究所も国際的な研究力に乏しいです。北里柴三郎がドイツ留学から帰国し、福沢諭吉から資金を調達して設立した伝染病研究所は、当時世界三大感染症研究所といわれていましたが、北里が辞めた後、陸軍との密接な関係ができた感染研は弱体化しました。今回のパンデミックでは、ワクチン開発ができず、富士レビオとともに開発した抗原検査は精度が低く、病院の医療者から不満の声も上がりました。

新興あるいは再興感染症も見据えた対策として日本が目指すべきは、米モデルナや独 BioNtech などのようなハイレベルなバイオベンチャーを育成することです。そのためには、感染症対策を国家安全保障の重要政策とみなして資金を投入し、人材を育成することです。

ＩＭＦ（国際通貨基金）の今年のＧＤＰアップ率の予測が最近出てきました。世界的に、２０２０年の落ち込みが大きかったので、今年は全体的にアップすると予測されています。しかし、日本とブラジルのアップ率は世界平均に比べて低いとの予測となりました。両国は感染コントロールに失敗しただけでなく、政策にも問題があるとＩＭＦはみているのではないでしょうか。日本はバイオテクノロジーへの投資政策をすべきではないでしょうか。

6　変異コロナウイルスの脅威

(1)　コロナウイルスはやはり進化した

ウイルスは細胞を植民地化します。では、ウイルスはそもそも生物なのか。ウイルスの発見以来、生物なのか、無生物なのか、という議論があります。生物の定義は「増殖して進化することができるもの」です。この定義を採用すると、ウイルスは細胞外では無生物だが、細胞内では生物といえます。紀元前、アリストテレスは生物界と非生物界にはっきりとした境界は存在しないと述べました。その意味で、ウイルスは細胞外では無生物だが、細胞内では生物と捉えることは受け入れられています。

ウイルスの中心部は基本構造として核酸とタンパク質から構成されます。このうち、核酸は遺伝子、すなわちゲノムです。進化はゲノムの突然変異と環境による選択から方向性が定まります。ウイルスの場合、核酸が宿主の細胞内で複製される際に、塩基配列のコピーミスが頻繁に起きます。これが変異です。短時間で膨大な数のウイルス集団が生まれるので、コピーミスでできた核酸を持った子孫ウイルスが絶えず生まれてくることになります。このように短時間で世代交代を繰り返しながら起きるコピーミスは多くの場合、不完全ウイルスとなることが多く、増殖できずにそのまま消失します。

しかし、変異したウイルスが生存に有利な性質を獲得することが、ごくまれに起こります。環境により適合するバリアント（変異種）です。このバリアントがウイルス集団の大部分を占めるようになり、宿主から宿主へと伝播し、進化した新種のウイルスが疫学的にも出現することになります。「当然、新型コロナウイルスも今後は進化するのは確実だろう」と、私は述べました。毒性の少ない方、いわゆる重症化のリスクの小さいほうに進化してほしいと思います。そこで英国や南アフリカに進化（変異）ウイルスが登場したのです。

(2) 英国型変異ウイルス

さて、進化したウイルスのうち、英国変異ウイルスB.1.1.7（新型コロナウイルス変異株の一種。英国で初めて発見された『VUI（調査中の変異種）–2020.12.01』（Variant Under Inverstigatin））について述べます。この変異ウイルスの感染率は約70%と高く、感染成立後のウイルス量も高い可能性がでてきています。従来型より速い感染拡大を示しており、選択的優位性が出ています。

この変異ウイルスに対する検査については、今のところ現行のPCR検査でみつかる精度は変わらないだろうと考えられています。新型コロナに対するPCR検査は3つの異なる遺伝子塩基配列(ウイルスの中にあるRNA分子での塩基のつながっている順番)の検出に依存しており、このうち一つはスパイク蛋白(ウイルスが人の細胞の中に侵入する際に使う表面の構造タンパク質)の塩基配列です。今回の変異ウイルスはこの塩基配列で検出されにくいが、現行PCRは他の2つの塩基配列がバックアップとしてあるので、現在までのところ問題は報告されてはいません。

一方、変異コロナウイルスに対する抗原検査の検出感度が心配です。この点についてはまだあまりわかっておらず、英国当局と研究者グループが調査中です。2021年1月に英国では全国の学校で大規模抗原検査プロジェクトを実施しますが、検査感度が低下するなど、抗原検査への影響があれば、プロジェクトの成否に影響する可能性も出てきます。「検査すり抜けウイルス」出現のリスクです。

(3) 変異ウイルスにワクチンは効くのか

変異ウイルス感染はワクチンで予防できるかも重要な問題です。新型コロナの自然感染や、12月から接種がスタートしたワクチン接種では数多くの種類の抗体や特異的免疫細胞が生成されることがわかっています。今回の変異は抗体に認識される構造のいくつかに影響を与えていますが、それでもその構造の一部のみであり、数多くの種類の抗体や特異的免疫細胞のすべてに影響を与えている可能性は低いでしょう。今後数週間でこのあたりの問いに対する回答データが出ると思われます。

もともと、コロナだけでなく、インフルエンザやHIV（ヒト免疫不全ウイルス）などのRNAウイルスではDNAウイルスと比べて、塩基配列のコピーミスが起こりやすいのです。では、変異ウイルスは英国と南アフリカで出て、なぜ台湾やニュージーランドででなかったのか。それはウィズコロナ戦略を続けているからです。ウィズコロナだと市中に蔓延しているウイルスの増殖機会が圧倒的に増えるので、進化しやすくなります。つまり、ウィズコロナ戦略ではコロナの進化リスクは高く、今後も追加変異のリスクがあります。ゼロコロナ戦略の方が安全なのです。

一つだけ、人間にとって都合のよいウイルス進化は、感染力は高いが、致死率や重症化率、発症率、慢性化率などの「臨床的毒性」が小さい変異ウイルスが出現することです。例えば、従来の新型コロナウイルスの臨床的毒性の10％以下にまで低下すれば朗報です。広がりやすくても、臨床的に比較的軽い疾患であれば、自然免疫で対応できるからです。この可能性についてはまだ確認されておらず、あまり楽観視しすぎてはいけませんが、注目しておきたい点です。

7　しばらく続く人類対コロナウイルスの闘い

(1)　RNAワクチンの利点

ワクチンは、病原体を認識して破壊するように、人体に免疫を与えます。従来のワクチンは、弱毒化した病原体や、抗原と呼ばれる病原体表面のタンパク質や糖質の断片を注射して、免疫システムが病原体を認識して排除する仕組みでできていました。ところが、今回のファイザーやモデルナが開発したワクチンは病原体そのものは使わずmRNA（メッセンジャーリボ核酸）を使います。RNAワクチンは病原体タンパク質を産生するための核酸塩基配列情報を持つもので、コドン三塩基配列つまりmRNAの特異的なアミノ酸を決定する遺伝子コードに従います。数珠状に結合するアミノ酸がつながりタンパク質となるのです。接種されたRNAワクチンは人体の細胞に入り込み、抗原タンパク質を産生するリボゾームでの翻訳の設計図となります。

RNAワクチンの利点は製造に動物が不要であること。インフルエンザワクチンは鶏の卵で作るので製造の量と速度に限界がありますが、RNAワクチンは研究室で製造できるので限界を突破でき、設計と製造がハイスピードで可能となります。病原体の遺伝子配列が判明すれば、抗原をコードしている可能性のある遺伝子配列を素早く引き出し、それをDNAテンプレートに挿入、RNAを合成し、脂質ナノ粒子でパッケージングする作業をすることででき上がります。実は、モデルナ

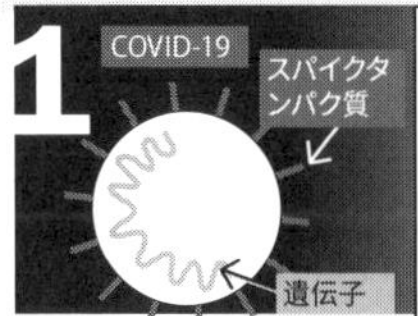

COVID-19 の表面にはスパイクタンパク質があります。このスパイクタンパク質に対する抗体を生成できれば、免疫を誘発させることができます。しかし、そのために、ウイルス全体を使用したくはありません。

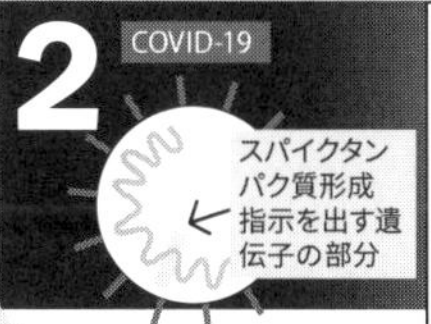

RNA と呼ばれるウイルスの遺伝子のうち、小さいタンパク質のみがスパイクタンパク質の形成に関する指示を出します。このような指示がメッセンジャーRNA（mRNA）の鎖に転写されます。

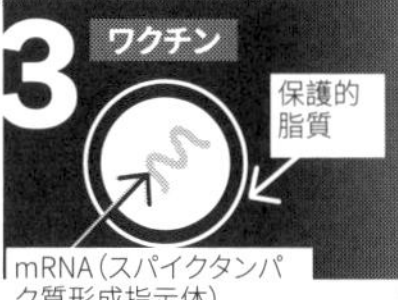

ワクチンの場合、この遺伝子（mRNA）を保護的脂質シェルに入れます。mRNAはひじょうに壊れやすいため保護する必要があります。脂質シェルは、細胞の周囲構造に似ています。

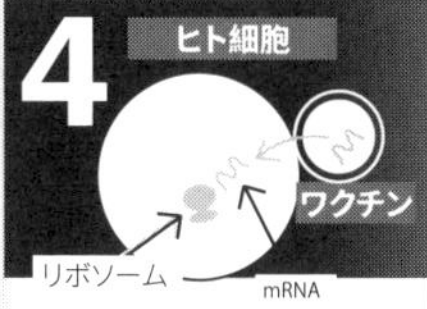

ワクチンを接種すると、ワクチン中の細胞はヒト細胞と融合し、スパイクタンパク質形成指示体（mRNA）を放出します。このmRNAは、細胞中でタンパク質が作られる場所（リボソーム）に進みます。

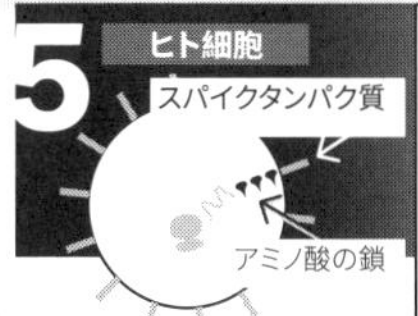

細胞中のリボソームはmRNA のコードを読んで、それに従ってアミノ酸の鎖を編み、タンパク質を作ります。このタンパク質が細胞から漏出し、スパイクを形成します。

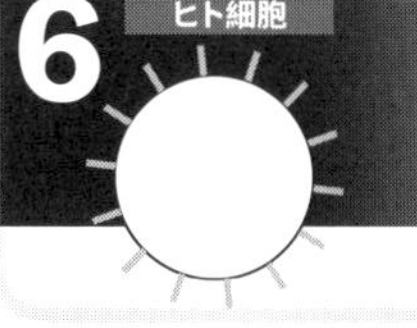

mRNA は体内で分解され、ワクチン接種を受けた人の遺伝子には組み込まれません。

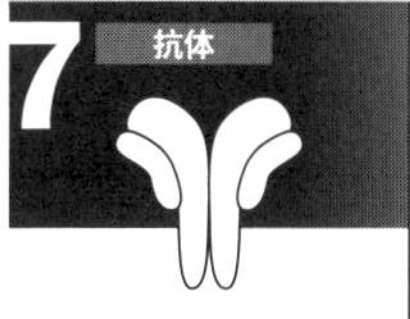

免疫系は、スパイクタンパク質を認識すると、それに反応して抗体を生成します。この反応により副作用が生じることもあります。

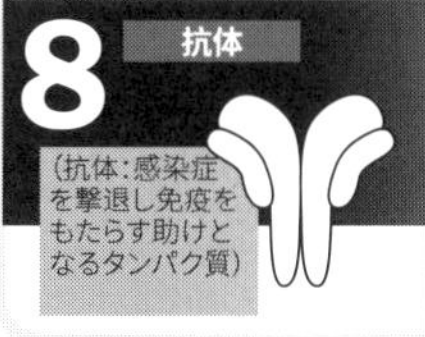

抗体はその後のウイルス曝露に備えて反応を「記憶」します。この記憶があるため、COVID-19 に感染すると免疫が働きます。

9

ワクチン接種の後に、発熱、悪寒、疲労、頭痛、関節の痛み／腫れなどの副作用が生じることがあります。このワクチンには強い効き目がありますが、それは体に COVID-19 に対する防御の準備をさせるように働くということを意味します。

COVID-19 mRNA ワクチンが働くしくみ

出所：Snohomish county（www.snohd.org/covidvaccine）より引用。

社の研究者は「4日間」でこの作業を実現していたらしいのです。

RNAワクチンの設計はハイスピード化が可能なので、今後の変異ウイルス対策にも有望視されています。ファイザーやモデルナのmRNAワクチンは、現在（2021年1月23日時点）存在しているとがわかっている変異ウイルスにも効いているらしいのです。しかし今後、重大な変異ウイルスが出て、ワクチンが効かないタイプであることが判明した場合、ワクチン再設計と製造がいかに迅速にできるかが焦点となるでしょう。

⑵　ウイルスの進化

コロナ感染の増加はウイルス進化の機会を増やします。RNAウイルスはDNAウイルスより複製時のコピーミスが多く、突然変異しやすいからです。多くの突然変異は生存に不適なウイルスとなりますが、ごくまれに生存に適するウイルスができてしまうのです。適者生存の原理です。英国や南アフリカ、ブラジルでみつかった、感染力が約50％強い変異ウイルスの出現は、その初期徴候でしょう。今後、新たなる進化により、既存の治療法やワクチンが利かなくなる可能性もあります。

英国でみつかった変異ウイルスはすでに世界中でみつかっており、米国のいくつかの州でもみつかっています。米国の感染症疫学者の計算によると、変異ウイルスは、その感染力の爆発的な高さから、数か月以内に従来のコロナウイルスを追い越す可能性が高いといわれています。日本でもすでに静岡や東京などで、感染経路不明の変異ウイルス感染者がみつかりました。もうすでに日本にも侵入しています。

変異ウイルスはより速く感染拡大するので、抑え込めなければ、元のコロナ感染よりも多くの人が感染します。２０２１年１月の時点で欧州や米国で感染者が増え続けている理由の１つとなっています。また、たとえ変異ウイルスがワクチン抵抗性を高める進化をしなくても、ワクチン接種が行き渡るまでに感染者は多数出ます。残念ながら、感染者が多ければ死者も増えてしまいます。

(3) 五輪は延期または中止すべきでは

変異ウイルスが広がり、世界の感染症疫学専門家は感染対策の強化を訴えています。ロックダウンもハードにせよと。ワクチン接種も24時間体制週７日間でやるようにと。一方で、ｍＲＮＡワクチンは先進国に占有され、新興国へ行き渡るまでにかなりの期間がかかることが、グローバルな問題となっています。

モデルナ社等の３大主要ワクチンはいずれもスパイクタンパクを標的としています。一方、英国、南アフリカ、ブラジルの変異ウイルスには、スパイクをコードしている遺伝子にも変異があるが、今のところ、３大ワクチンはこれらの変異ウイルスに対しても効果があると考えられています。その根拠はウイルスのスパイクタンパク質が巨大なことです。かなりの数の変異が起きない限り、ワクチンで誘導された抗体からは逃れられないだろうと考えられています。しかし今後、ワクチンの免疫から脱走するウイルスが出現する可能性は否定できません。

これは、逆説的ですがワクチンによってコロナへの進化圧力が加わるからです。進化による「脱走ウイルス」が出現する可能性が高い時期はいつか？　それは、進化圧力のかかるとき、すなわち、多くの人がワクチンを接種するときです。これに対して、皆がワクチンによる免疫を獲得していく時期に、脱走ウイルスを早めにみつけることが大切であり、そのためにすべきことは今後一年間の大規模なＰＣＲサーベイランス検査ということになります。

実際、英国型変異ウイルスが既往感染者の抗体から脱走できたことを認める研究もでてきています。また、重症度の割合も30％程度増えているとする報告もあります。今後、世界中で、サーベイランス検査のための検査拡充が必要になることは必至であり、日本政府もワクチン作戦だけでなく検査を拡充することに追い込まれるでしょう。

人類対ウイルスの「真の闘い」はこれからです。ＷＨＯ（世界保健機関）は先進国に対して「ワクチン国家主義に陥るな」と警告しています。世界の平和を目的とする五輪を開催しようとする国ならば、第一に世界へワクチンが普及することを皆で考えるべきでしょう。

8　収れん進化のリスク

(1)　収れん進化するウイルス

進化には、収れん進化（convergent evolution）という現象があります。異なる系統の種が、環境要因などで同様の選択圧にさらされることにより、似かよった形態へ進化を遂げるものです。代表的な収れん進化には、鳥やコウモリなどが翼を獲得することがあります。今回の新型コロナウイルスでも収れん進化が起こりました。南アフリカの変異ウイルスで最初に確認された、Ｅ４８４Ｋと呼ばれる突然変異です。

Ｅ４８４Ｋはスパイクタンパク質をコードする遺伝子におこるもので、自然感染だけでなくワクチン接種による免疫反応から逃れる性質を持つもので、エスケープ（逃避）変異ともいいます。今後はこの変異をもつ株の割合が増えていくでしょう。臨床的に問題となる新型コロナの突然変異は、平均して月に1～2回と考えられており、これはインフルエンザなどよりも低い。しかし、今後も世界で感染拡大が持続していくと、新たな変異株が同時多発的に進化する可能性もあります。

このＥ４８４Ｋは、その後ブラジルと英国の変異ウイルスにも確認されており、新型コロナでも収れん進化が起こることが示されました。このような変異に対しては早期の発見による迅速な対策が大切です。できれば、水際対策で、国外から持ち込まれないようにすべきですが、日本のようなウィズコロナ戦略を採用して市中流行を容認しているところでは、国内で自然に収れん進化が起こる可能性があります。

⑵ 多くの検体でウイルスのゲノム（全遺伝情報）を調べるべき

変異ウイルスに対抗するには早期の発見による迅速な対策が必要と述べました。発見のためには、ウイルスのゲノムを調べなければなりません。しかし、世界的にゲノムサーベイランス検査の体制構築は遅れています。デンマークやオランダ、ニュージーランドではほぼ全検体でゲノム分析をしていますが、英国では約10％、米国や日本では1％のみです。南アフリカを除く、アフリカ諸国では、ゲノムデータがほぼありません。

日本では、英国で発見されたB.1.1.7株などの特別な変異ウイルスを早期に発見できるPCR検査システムを開発して全国に提供しました。これで、全検体の5～10％は検査するという。それはそれでよいのですが、南アフリカやブラジル、アメリカなどで発見された新たな変異株や日本国内で発生する変異株も含めて早期に発見するためにはできるだけ多くの検体で全ゲノムを調べる必要があります。

ウイルス感染が拡大すればするほど、増殖回数が増大するので、変異する機会が多くなり、収れん進化が起こるリスクが高くなります。ブラジルのP.1株のような再感染する株も国内発生する可能性も高くなります。新しい変異の出現を抑え、収れん進化を抑えこむためには、今からでも感染を封じ込めるゼロコロナ戦略に作戦を変更すべきだと思います。

(3) 保護隔離には生活補償が必要

ゼロコロナを達成するには、感染源の早期発見が不可欠です。発見、検査、追跡、保護隔離です。有症状者だけでなく、無症状者に対しても幅広く検査して感染源をみつけることが望ましいのです。

しかし、最近英国で行われた世論調査によると、コロナを疑わせる症状のある人々のわずか17％が検査を受けるために受診する、とのことです。

日本のデータでも、症状があっても受診するのは半数以下です。実際、多くの国々で受診抑制がみられていますが、英国と日本に共通の患者要因があります。それは、陽性による保護隔離によって収入がなくなることを恐れるパート労働者の賃金問題です。

一方、米カリフォルニア州は、陽性者に対して５００米ドルを与えて収入補償をするシステムで受診率を上げています。台湾でも、無料宿泊ホテルに加えて毎日数千円の手当を与えているのです。収れん進化による変異ウイルスが発生することを予防するためにも、政府はゼロコロナ戦略に作戦を変更し、ゲノム検査も徹底させて、保護隔離では無料の宿泊だけでなく、十分な手当を提供すべきでしょう。

9　変異ウイルスに効くワクチンの製造

⑴　ワクチン接種が世界一速いイスラエル

２０２１年１月。イスラエルから出たパイロット研究の速報は、ファイザー製の新型コロナワクチンを受けた60歳以上20万人の分析したデータでした。「初回接種」の２週間後、対照群20万人と比較して、ウイルス検査陽性結果が33％低かったのです。これは１回の接種後のリアルワールドデータであり、最終的には2回目接種の数週間後のデータが待たれますが、期待に応える初期結果であるといえます。

その後、イスラエルからはまた新たなデータが発表されました。重症者の中に占める高齢者の割合が1月16日から減少している、という嬉しいニュースです。現時点でワクチンの効果を確実に示すリアルワールドデータです。多くの国では重症化リスクの高い人々にワクチンを優先的に接種しています。これらの国での予防接種の効果を示す最初のエビデンスは入院の減少と死亡の減少です。

「感染」そのものへのワクチンの予防効果については、ワクチンを受けていない人をも感染から保護できるという間接的な効果をみることになります。すなわち、集団免疫の効果。十分な数の人が接種を受けてわかることですが、イスラエルがこの影響がでる最初の国になるだろうといわれています。

一方で嬉しくないニュースもあります。懸念されていたワクチン争奪戦がやはり起きていることです。先進国が国内人口以上の接種量を注文している中、途上国へのワクチン供給は２０２３年になる見通しです。東京オリンピックを開催したいとの目標がある日本も参戦してしまいました。平和の祭典としてのオリンピックを開くためには、争奪戦を沈静化させる努力を優先し、２０２４年に延期すべきと考えます。

(2) 英国型変異ウイルスの重症化が高いとするデータ

世界がワクチン接種を拡大しているなか、変異ウイルスが問題として急浮上しています。特に、英国、南アフリカ、ブラジルの3か国から発生報告されたタイプが重要です。英国ケント州の変異型はスパイクタンパク質に8つの変異があり、南アフリカ型は10変異あり、ブラジルのタイプは、南アフリカの変異体と多くの変異を共有しています。これらの変異型は世界に急速に広がっており、すでに日本でもみつかっています。

変異ウイルスは当初、感染力が高いことのみが問題とされていました。しかし、2020年9月に英国に出現した変異ウイルスB.1.1.7感染で重症度が増加する可能性を示す解析結果が最近報告されました。ロンドン衛生熱帯医学大学院とインペリアル・カレッジ・ロンドンからの2つのプレプリント論文がまずその可能性を報じました。

これは、B.1.1.7感染データと死亡データをリンクさせ、従来型感染の症例を分析したものです。データをわかりやすく解釈すると、従来型に感染した1000人のうち10人が死亡するのに対し、B.1.1.7変異ウイルスに感染した60歳の男性1000人につき、13~14人が死亡する。となっていました。しかし、少数データ（研究期間中に発生した総死亡者数の約8％）の結果であり、入院データは未分析なため今後の分析が必要です。

ロンドン・スクールの論文は、120万人の検査対象者のうち2583人が死亡したデータ（このうち384人が変異感染）にもとづいて分析したものです。28日以内死亡の相対ハザードは、従来型と比較して1・35（95％信頼区間1・08〜1・68）でした。インペリアルの研究では、変異ウイルス感染者と従来型感染者の致死率の比は、症例対照法では1・36（1・18〜1・56）、年齢構成を調整した標準化死亡率法では1・29（1・07〜1・54）でした。

これらはジョンソン首相自ら発表しており、重要性が高いと考えたのでしょう。これらのデータが確実であれば、すでに変異ウイルスがみつかっている日本でも深刻な問題になると思います。

⑶　ウイルスの変異対新ワクチンの製造

B1.1.7. 変異ウイルスでの死亡リスクについての英国での最新分析の詳細をみてみます。若年層では些細な増加であり、40代で5００分の1から5００分の1・3へ増加し、20代で3０００分の1から3０００分の1・3へ増加していました。しかし、死亡リスクは高年齢で急上昇していました。80歳代で8％から10％に上昇し、90歳代で20％から27％に上昇していました。

さて、ワクチンに話を戻します。米モデルナ社のワクチンは、英国と南アフリカの両方の変異に対して有効ですが、南アフリカ型変異ウイルスに対する中和抗体（病原性を抑える作用のある抗体）力価のレベルは低下していました。これに対し、モデルナ社はバリアントに対する免疫力を高めるための2回ブースター法の臨床試験を開始すると発表し、同社ＣＥＯはウイルス進化に対抗した方策であると述べました。

モデルナ社には第二の作戦があり、南アフリカ型変異ウイルスと特異的に闘うためのワクチン開発にも乗り出しました。mRNA-1273.351と呼ばれるブースター（追加免疫）ワクチンの開発です。これは、変異ウイルスに特異的に反応するタンパク質を用いたワクチンであり、この効果を確認するため、米国で第1相試験を開始しています。ところで、新たな抗原をもつウイルスに特異的なRNAワクチンやウイルスベクターの場合の作成は比較的シンプルらしいのです。新しい遺伝子配列をそれぞれRNAやDNAに挿入すればよいからです。その後のワクチン製造の作業は同じプロセスで済みます。

実は、モデルナは現在のワクチンを42日で開発しましたが、新しいワクチンは秋までに製造、臨床試験の後にFDAにより認可される見込みです。数千人の臨床試験参加者は2つのグループに分けられる予定で、グループ1は元ワクチンと同じブースター3回目の投与を受け、グループ2は新しいmRNA-1273.351を受ける予定です。人類と新型コロナウイルスの闘いは新たなフェーズに移ったといえます。

10　ウイルスの持続感染と再感染

(1)　変異ウイルスに対抗する戦術

世界の専門家の間では変異ウイルスとどのように闘うかについて議論されています。まず出たアイデアはこうです。完全にワクチン接種を受けているにもかかわらず、新型コロナ感染で入院した人から直ちにウイルスを分離し全ゲノムを特定すること。変異ウイルスがワクチン誘発免疫に対して耐性を持つことを示す最初の兆候であると考えられるからです。

次に出たアイデアは、ワクチン接種済の人々の血清をいくつかサンプル保存しておくこと。承認されたすべてのワクチンとまだ試験中のワクチンを接種した人々の血清です。地域で新しい変異バリアントが発見されたらすぐに、その変異に対する中和力をテストすることができます。

さらには、変異が蓄積するとPCRの検出特性への再評価が必要となります。新型コロナへのPCR検査は、3つの遺伝子（Nタンパク質、Sタンパク質、ORF1ab の遺伝子）を検出する方法です。従来型は3つの遺伝子すべてに陽性反応を示します（これをトリプル陽性という）。しかし、B.1.1.7 変異はSの遺伝子に変異があるため、S遺伝子に陽性反応を示しにくいのです。PCR検査の試薬を変更するなどの対応を必要とする可能性もあります。

感染症状の変化にも注意すべきです。英国で発見されたB.1.1.7 変異ウイルスに感染した人は、従来型ウイルスよりも咳、喉の痛み、倦怠感、筋肉痛を呈する可能性が高い、というデータが最近、英国から出ました。逆に、この変異に感染した人は、嗅覚や味覚の低下を経験することは低いのです。

⑵　再感染もする新型コロナ

旧型の風邪コロナウイルス（旧型の病原性の低いコロナウイルスで風邪症状をおこすもの）には、これまで4種類のものが確認されています。いずれのコロナウイルスに感染しても、免疫には個人差があり、一般的には少なくとも1～2年は持続すると考えられています。すなわち、数年後には再感染するのがほとんどということです。

新型コロナではどうかまだわかっていませんが、新型コロナウイルスの再感染に対する英国での研究によると、２０２０年3～4月、第1波で感染した医療従事者1万１０００人のうち、２０２０年10～11月の第2波では、症状の出る再感染は1人もいませんでした。このことから、免疫が少なくとも6か月間持続すると思われました。

しかし、これは症状ベースでの研究であり、再感染しない証拠にはなりません。世界的には、新型コロナ再感染が確認されたのはまだ30例程度ですが、報告遅延や調査リソース不足などから、過小評価されている可能性が高いと考えられています。

血清抗体を用いた、英国の最近の研究では、６６１４人の感染者を調べたところ、44人が再感染した可能性あり、と疑われています。しかし、再感染と鑑別されるなかには再活性化があります。再感染かどうかは遺伝子分析をする必要があり、実際これまで再感染と思われたケースの多くは、再活性化であったといわれています。

(3) 持続感染の可能性

あるウイルスは神経細胞に長い間低いレベルでとどまることがあります。ヘルペスウイルスグループなどです、新型コロナでもこの持続感染が疑われているケースが報告されています。すなわち、持続的な嗅覚や味覚の障害の場合、その感覚細胞内に持続感染している可能性が浮上しているのです。

ところで、ごく最近になって、ブラジルで発見された変異ウイルスP.1の再感染の可能性が問題となっています。最近の研究によると、以前の感染による免疫反応を、この変異ウイルスが回避して、再感染するリスクの可能性が出てきています。今後の変異を抑えるためにも、ワクチンや徹底検査によるゼロコロナを目指す戦略を先進国でも導入してほしいところです。

そんな中、世界の先進国の間ではワクチンの分捕り合戦が展開されています。世界人口のわずか16％の富裕国が、ワクチン全供給量の60％を購入しています。一方、平等に世界中にワクチンを供給するシステムであるCOVAX（ワクチンを共同購入し分配するシステム）は、貧しい国の人口のわずか20％をカバーする量しか購入できていません。このようなワクチンナショナリズムは止めてほしいものです。

11　Back to the Future 思考で考える大規模検査

⑴　広がるN501Y変異

先進国を中心にワクチン接種が大規模に進む中、それに対抗して新型コロナウイルスが進化を重ね、さまざまな変異株が登場しています。新型コロナウイルスの変異で注意すべき変化は3つあります。1つは感染力の増加、2つ目は免疫が効きにくいタイプ、3つ目は重症化が増す変化です。

変異株が持つ個別の変異は、ウイルスのタンパク質を構成する個々のアミノ酸の番号と、変異によるアミノ酸の置換について、アミノ酸を示すアルファベットで表されます。感染力の増加が最初に確認されたのは英国で発見されたB.1.1.7株です。

この株の新しい機能を決定しているのはN501Y変異。これは、スパイクタンパク質の501番目のアミノ酸がアスパラギンNからチロシンYに置き換わったものです。感染力が増すことがわかっているN501Y変異は、日本を含む世界中の国々で検出されています。前述した収れん進化による世界多発出現です。

(2) 小児の陽性者数に注目

N501Y変異を持つウイルスは小児への感染力も増しており、この変異を持つ株が広がる地域では、小児での陽性者割合が増えていることが特徴です。2020年12月中旬に英国型変異B.1.1.7が確認されて以来、10歳未満の子どもが1日に占める新規陽性の割合は約25%増加しました。

北イタリアのCorzano（コルツァーノ）村でも、人口の10%が陽性と報告され、そのうち60%が小学生以下の子どもでした。日本国内でも、この変異を持つウイルス株の感染ケースは小児や若年層に認められています。日本は検査数が十分に拡充していないため、変異ウイルスの拡大が追いにくくなっていますが、小児や若年層の陽性者割合が増える傾向があれば、N501Y変異を持つウイルスが拡大しつつある局面に入ったともいえるでしょう。

先進国はワクチン接種を迅速に進めていますが、日本は数か月遅れています。ワクチン接種が一般の人々でも完了するまでの間、日本が取るべき政策は、やはり大規模ＰＣＲ検査による前向き追跡戦術です。２０２１年2月に広島県が広島市において大規模検査を行い、３２３８人の受検者のうち陽性者は４人でした。

(3) Back to the Future 思考

広島県の大規模ＰＣＲ検査でみつかった4人の陽性者。これについて、感染コントロールでの意義を考えてみます。ここで、検査と追跡による保護隔離の重要性は、Back to the Future 思考で理解しやすくなります。変異ウイルスは感染力を増強させており、ここで実効再生産数は3とします。この前提では、1人の感染源を早期に（他者へ感染伝播する前に）保護隔離すると、平均３人の新規感染を予防できることになります。しかし、もしその1人を保護しない未来（つまりBack to the Future）は、３人が感染、それぞれさらに平均３人に感染伝播、９人へ感染します。数列で示すと1、3、9、27、81…となります。

上記の数列での感染者数について、それぞれの時間幅を2週間とすると、2か月間で81人となる計算です。広島県の大規模検査では4人の感染者が発見され保護隔離されました。その後の2か月間で、81×4＝３２４人もの感染者を予防できたことになります。

致死率約2％とすると6人の死亡を予防したことになり、その数倍のＩＣＵ入院も減らしたことになります。大規模検査のコストはプール式ＰＣＲ検査を活用すれば大幅に低下させることができるので、３０００人程度であれば１００万円くらいで実施可能です。１００万円で、６人の死者と数十人のＩＣＵ入院を予防できるのです。Back to the Future 思考法で、大規模検査を評価することをおすすめします。

12 世界モデルと身近対応から学ぶ対コロナ戦略

⑴ カリフォルニア大学デービス校

カリフォルニア大学デービス校はヘルシー・デイビス・トゥギャーザー・プロジェクトを行って世界から注目されています。大学から地域へのパブリックヘルス（公衆衛生）のための貢献です。これまでの総費用は約１４５０万ドルにも達しますが、まず市民へ週２回無料ＰＣＲ検査を定期的に実施。約7万人の市民と従業員の全員を対象に、週2回のウイルス検査（翌日結果が出る）を無料で実施しています。

ＰＣＲによるウイルス下水検査も実施しており、流行の早期探知システムを確立しています。これらの検査を行っている大学内の検査センターは、植物ＤＮＡ分析用の40万ドルの検査機器を再利用し、１日に数千の検査を低コストで実施、翌日に結果を報告しています。ＰＣＲ検査は1検体6

ドルまでコストダウンを実現し、市内にさらに2つの大規模な検査センターを開設し、無症状者を対象とした大規模スクリーニングも定期的に行い、その総検査数は16万件以上にもなったといわれています。

検査だけではありません。この大学では、数十人の大学院生を訓練して接触者追跡を補助しています。大学は、市内のホテル等の宿泊施設を募集して、感染者に無料で隔離・検疫施設を提供し、市民は無料で保護隔離宿泊サービスの提供を受けています。現在は、市民へのワクチン接種へも援助を行っています。世界中の大学でもこのような取り組みをやってほしいところです。

⑵　1回接種によるワクチンの効果

イスラエルでのファイザー製ワクチンの1回目投与でも、50％以上もの感染予防の有効性を示す研究結果が出ました。この効果をみるためには接種後、最大21日間かかるようですが、これを参考にして、英国では2回目接種までの間隔を延ばして、なるべく多くの人々に接種する戦術に切り替えています。

また、ワクチン関連での最近の研究結果によると、既感染者では、ファイザーやモデルナのｍＲＮＡワクチンを1回のみ接種した後でも迅速な抗体反応を示す、ということがわかりました。数値でみると、コロナに以前感染した人々の接種後の抗体価（ウイルスに対する免疫反応によってつくられる抗体タンパク質の力価）は、未感染の人々に比べて、10～20倍でした。

感染既往者が1回のワクチン接種で済むかどうかは、今後の研究課題です。しかし、世界一接種が進んでいるイスラエルでは、コロナ感染から回復したと認定された患者には、原則としてワクチンを接種していません。どのような種類の予防接種をどのようなスケジュールでやるのがベストなのかについては、今後行われる研究によって明らかにされるでしょう。

⑶　ダブルマスク

不特定多数の人々と室内にいるときの感染予防は大切です。スーパースプレッダーイベントは、室内で多人数が居るときに起こることが多いからです。どうしても避けられない理由があって、そのような状況に曝されることもありえるでしょう。室内での感染対策としてはまずはとにかく換気です。3センチでも、窓を開けるのがベターです。窓がない場合は、HEPAフィルター付き空気清浄機があれば、それを作動させてほしいです。

個人の感染防護セットのなかでも最も重要なツールとして、病院で使っているのはN95マスクです。可能であればN95マスクの装着を勧めます。ドイツでは、変異ウイルス対策としてすでに勧めています。しかし、N95マスクは一般の人々には簡単には手に入りません。通信販売でもむずかしいです。これは、2020年の初期に医療現場でのN95マスク不足が問題となったために、一般向けに販売する切り替えが遅くなっているからでしょう。

N95マスクがない場合にはどうすればよいか。サージカルマスクと布マスクのダブルマスク利用による、マスクの賢い利用を推奨します。サージカルマスクの上に布マスクをするという装着方法です。これは、フィット感を向上させるため、90％以上の遮断率を達成できます。

（2021年4月5日）

2　新型コロナ禍と自治体の対応

平岡和久

1　災害としての新型コロナ禍

⑴　新型コロナウイルスの感染拡大とその影響

COVID-19（新型コロナウイルス。以下、新型コロナ）が確認されてから1年半以上が過ぎるとともに、WHOがパンデミック宣言を行ってからおよそ1年になります。世界の感染状況をみると、累積感染者が1億2000万人を超え、死者は270万人を超えています（2021年3月31日現在、WHO発表による）。

日本の感染状況をみると、累積感染者数は47万5000人超、死者9100人超となっています（2021年3月31日現在）。世界のなかで比較的感染者数や死亡者数を抑えていると言われてきた日本ですが、2020年11月からのいわゆる第3波の感染拡大と重症者増、死者急増は楽観論を吹き飛ばすものでした。人口100万人当たりの確認された感染者数は3700人を超え、東アジア・東南アジアではマレーシア、シンガポール、フィリピン、インドネシアに次いで多くなっており、人口100万人当たりの死者数は70人を超え、同じく東アジア・東南アジアではインドネシア、フィリピンに次いで死者数が多い国となっています。GoToキャンペーンに拘っていた政府は、第3波に追い込まれて緊急事態宣言を再度発出せざるをえませんでした。

大都市圏を中心とした12月以降の急速な感染者拡大のなかで医療提供体制や入院等の調整が追いつかず、自宅療養者数や入院等調整中の数が急増しました。一方、宿泊療養者はあまり増えませんでした。自宅療養者へのケアがほとんどないなかで、自宅療養者のなかには病状が急変し、死に至るケースも出てきました。

2021年1月以降、新規陽性者数が下降傾向をみせましたが、2月後半以降、下げ止まり傾向になり、3月中旬には再拡大の状況がみられています。第4波の感染拡大が心配されるなかで、政府は3月21日で1都3県への緊急事態宣言を解除しました。ここから感染拡大を封じ込め、ゼロコロナを目指す対策がとれるかどうかの重大な岐路に立っているといえます。

諸外国では、感染爆発した国において、ワクチン接種が進んだイギリスなどで新規感染者数が減少しています。日本はワクチン接種できわめて遅れをとっています。

新型コロナの経済への影響をみると、日本の2020年7―9月期の実質GDP成長率は前年同期比でマイナス5・8％であり、東アジアのなかでは経済悪化が突出しています（韓国マイナス1・

1％、中国4・9％、台湾3・3％、ニュージーランド0・4％）。2020年10―12月期の実質GDP成長率（二次速報値）は前年同期比でマイナス1・4％と前期より持ち直したものの回復し切れていません。2020年実質成長率は前年比でマイナス4・8％（二次速報値）となっています（**図2―1**参照）。

さらに実体経済への影響として消費への影響をみると、家計調査では、二人以上世帯の消費支出（実質）は前年同月比で、4月はマイナス11・1％、5月はマイナス16・2％と悪化し、6月にマイナス1・2％とやや持ち直しをみせましたが、7月にはマイナス7・6％と再び悪化し、8月マイナス6・9％、9月マイナス10・2％と悪化が続きました。その後、10月プラス1・9％、11月プラス1・1％とやや改善しましたが、12月にはマイナス0・6％と悪化しています。2021年1月は第3波のなかで緊急事態宣言が発出されたことから、マイナス6・1％とさらに悪化しています。

次に雇用への影響をみると、有効求人倍率は2020年1月1・45から7月には1・08と低下しており、11月1・06、12月1・06、2021年1月1・10と低い状況が続いています。完全失業率（季節調整値）は2020年2月2・4％から7月2・9％と上昇し、その後も10月3・1％、11月3・0％、12月3・0％、2021年1月2・9％と横ばい状況が続いています。2020年12月の完全失業者は194万人であり、前年同月より49万人増となっています。休業者は2020年4月には緊急事態宣言下で597万人、5月は423万人と高水準でしたが、6月236万人、7月

（単位：億円）

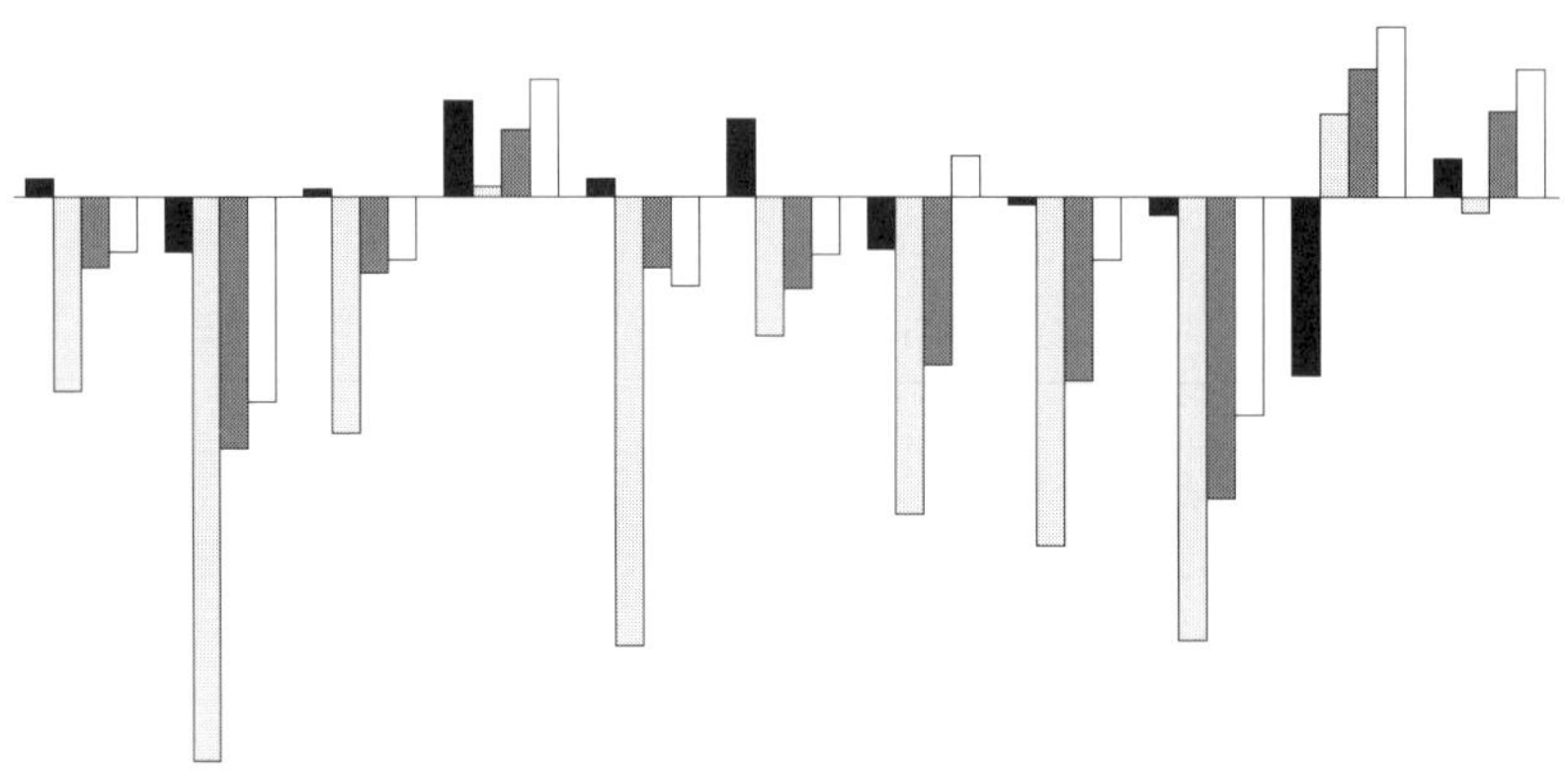

スウェーデン	イギリス	アメリカ	ベトナム	マレーシア	インドネシア	タ　イ	シンガポール	フィリピン	中　国	台　湾
0.7	-2.1	0.3	3.7	0.7	3	-2	-0.3	-0.7	-6.8	1.5
-7.4	-21.5	-9	0.4	-17.1	-5.3	-12.1	-13.3	-16.9	3.2	-0.6
-2.7	-9.6	-2.9	2.6	-2.7	-3.5	-6.4	-7	-11.5	4.9	3.3
-2.1	-7.8	-2.4	4.5	-3.4	-2.2	1.6	-2.4	-8.3	6.5	4.9

長率の推移（対前年同期比、2020年）

２２０万人、10月１７０万人に低下しました。しかし、12月には２０２万人と再び増加しており、緊急事態宣言により２０２１年１月には２４４万人とさらに増加しています。

東京商工リサーチによれば、２０２０年（1月―12月）に全国で休廃業・解散した企業は４万９６８６件あり、前年比で14・６％増加しました。休廃業した企業の従業者数（判明分）は12万６５５０人にのぼります（東京商工リサーチ「２０２０年『休廃業・解散企業』動向調査」、２０２１年1月18日公表）。

新型コロナによる経済悪化の

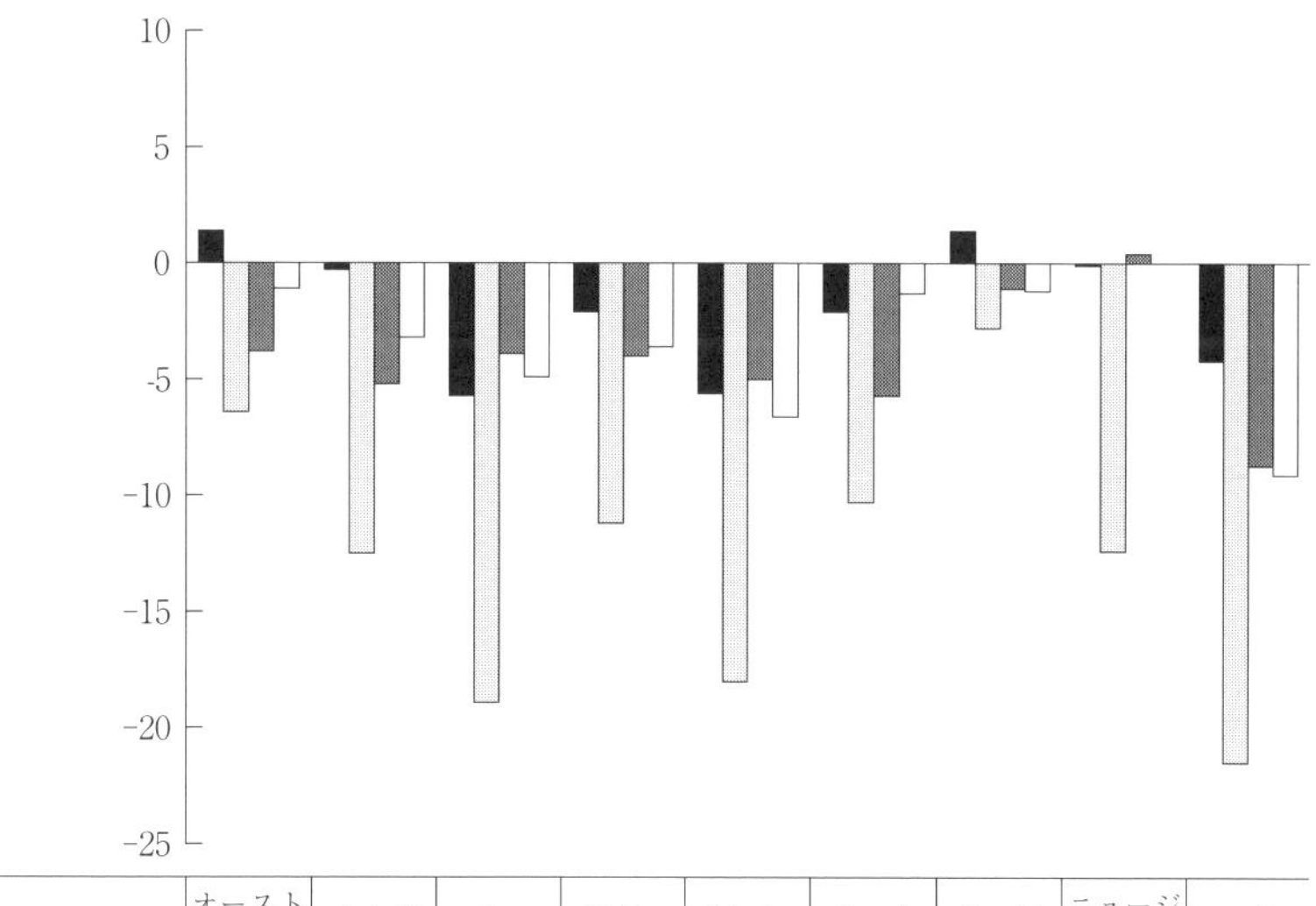

	オーストラリア	カナダ	フランス	ドイツ	イタリア	日　本	韓　国	ニュージーランド	スペイン
1-3 月期	1.4	-0.3	-5.7	-2.1	-5.6	-2.1	1.4	-0.1	-4.2
4-6 月期	-6.4	-12.5	-18.9	-11.2	-18	-10.3	-2.8	-12.4	-21.5
7-9 月期	-3.8	-5.2	-3.9	-4	-5	-5.7	-1.1	0.4	-8.7
10-12 月期	-1.1	-3.2	-4.9	-3.6	-6.6	-1.3	-1.2	-0.9	-9.1

図 2−1　各国の四半期ごとの実質成

出所：OECD 及び JETRO ウェブサイトより作成。

しわ寄せは非正規雇用、特に女性雇用に集中的にあらわれました。パート労働者は失業とならない場合でも勤務時間を削減されるなどの影響が広がりました。こうした状況がひとり親世帯の生活難をもたらしました。また、学生、特に下宿生はアルバイト先を失い、生活困難に陥るケースが増大しました。

　コロナ禍で実体経済が悪化する一方、世界的な株高、資産所有者の富の蓄積が進み、バブル経済と実体経済との乖離が拡大しています。日本でも株価が上昇するとともに首都圏における不動産価格が上昇しています。

こうした資産バブルの背景に日銀の資産購入の拡大があります。２０２０年12月末の日銀資産は７０２兆円であり、１年前から１２９兆円増加しました。欧米の中央銀行の資産も同様に増加しています。

⑵　新型コロナ禍への政策の基本的考え方

新型コロナ禍を災害として捉えれば、それに対する政策の枠組みとして、公害問題への政策枠組みに学ぶことができます。その点では、宮本憲一氏の環境経済学が参考になります。平岡（２０２０）は、新型コロナ禍を災害として捉えたうえでの政策枠組みとして、以下の点を考慮する必要があると指摘しました。①被害実態を総合的に把握すること（健康被害、経済的被害、社会的弱者への被害集中など）、②被害の原因と責任の所在を明らかにすること（災害への備えの不備、政策的対応の遅れや失敗を含む）、③被害者へのケア・補償と生活・経営の維持・再建を行うこと、④感染拡大防止、収束のための規制や行政手段、公民協力などの展開、⑤災害に対する備えや予防を重視すること（公衆衛生、自治体組織体制、医療提供体制、国内・地域内産業基盤など）。こうした枠組みから新型コロナ対策を整理してみましょう。

第一に、被害実態の総合的把握については、まず新型コロナウイルスそのものの特質と新型コロナウイルス感染症を解明するとともに、健康被害の実態を明らかにしなければなりません。また、新型コロナによる経済的影響は、主として政府の自粛要請等の経済活動抑制策によってもたらされました。その経済的影響はほぼ全産業分野に及んでおり、特に非正規雇用、女性労働者、ひとり親世帯など社会的弱者に甚大な被害をもたらしました。こうした被害を総合的に明らかにすることが政策のあり方を考える出発点になります。

第二に、被害の原因と責任の所在については、自然現象としての感染拡大や健康被害の捉え方を超えて、感染症に対する社会や行政の備えがどうであったか、また、新型コロナの感染拡大に対する政府や自治体の政策的対応がどうであったかが問われなければなりません。政府や自治体の政策的対応については、さまざまな問題が指摘されており、いわば「政策災害」とも言える状況にあります。この点は後に触れます。感染症に対する社会や行政の備えに関して、現時点においては、感染症に対応した保健所・衛生研究所等の体制や医療機関の体制が不十分であったことが広く認められています。政府の進めている地域医療構想には感染症対応が全く抜けていました。また、保健所の体制については、政府もその不十分性を認め、２０２１年度予算以降、保健所の体制強化に対する財政措置を講じることとしています。この点からみても公衆衛生の体制に不備があったことが被害の拡大をもたらした面があったことは明らかです。また、新型コロナ対策による経済的影響が非正規雇用、女性労働者、ひとり親世帯など社会的弱者に甚大な被害をもたらした原因として、政府の労働規制緩和策や社会保障の不備があります。

第三に、被害者へのケア・補償と生活・経営の維持・再建についてみると、健康被害に対しては、治療薬の開発と治療体制の確立が課題となっています。また、新型コロナによる死亡や後遺症に対して補償はありませんが、感染拡大防止や医療提供体制確保などの政策的対応のまずさによって健康被害が拡大したとすれば政治的責任は免れません。飲食店等の休業・時短の要請に対する補償は、政府・都道府県が政策的に要請したものですので、本来であれば補償をすべきです。しかしながら、補償措置はとられず、画一的な協力金が支給されています。さらに、全国的に広範囲の産業・労働分野に及んだ被害に対して、生活と経営の維持のため特別定額給付金、持続化給付金、雇用調整助成金をはじめ各種の対策がとられました。しかし、それらの対策にもさまざまな問題がありました。これらについては後述します。

第四に、感染拡大防止、収束のための規制や行政手段、公民協力などについては、従来からのマスク、消毒、ソーシャルディスタンス、リモートワーク、会食自粛など個人レベルの感染防止への啓発とともに、飲食店等への時短要請、各施設における換気・衝立等の感染防止対策がとられてきました。また、保健所を中心に積極的疫学調査が取り組まれ、ＰＣＲ検査の陽性者の濃厚接触者を特定し、検査を進め、感染者集団（クラスター）をつぶしていく対策がとられました。しかし、クラスター対策だけでは無症状者が感染を広げる状況に対応できません。

新型コロナ感染防止の戦略のあり方は、ウィズコロナ戦略かゼロコロナ戦略かということで大きく異なります。さらに、ゼロコロナを目指す場合でもワクチンのみに頼るのか、それだけでなく検査の戦略的活用を含め徹底した感染拡大防止策をとることを通してゼロコロナを実現するのかによって戦略が異なります。本書ではゼロコロナ戦略の立場をとっています（ゼロコロナ戦略については本書の徳田安春氏の論考を参照)。

新型コロナ対策では感染拡大防止と社会経済活動の維持の両立をどう図るかが問われます。「膨大な検査→隔離・保護・追跡と治療」が感染拡大防止の基本になります。ゼロコロナを目指すには、大都市部における感染集積地を特定し、無症状者を含め検査を抜本的に拡大(モニタリング検査で感染集積地を特定し、感染集積地に対して全員検査を含む集中的な対策、病院・高齢者施設・エッセンシャルワーカー全員検査など)するとともに隔離・医療体制の整備が喫緊に必要です。医療提供体制を維持・拡充するには、医療機関の経営危機に対して政府による経営支援が不可欠です。同時に、社会的弱者やコロナによる被害を受けた事業者、個人への支援の継続、拡充(雇用調整助成金、持続化給付金、家賃支援給付金、税・保険料等の減免・徴収猶予など)が求められます。

第五に、災害に対する備えや予防という点では、先に述べたように、保健所の体制強化については、政府は財政措置を講じていますが、十分とは言いがたい状況です。医療体制については、地域医療構想に感染症への対応を入れる方向性が示されていますが、急性期を中心に病床数削減を目標とした地域医療構想自体が見直されず、推進され続けられています。また、今回、新型コロナパンデミックのような重大な危機に対する自治体組織体制はきわめて脆弱であることが露呈しました。さらに、コロナ禍はマスクや医療機器などの国内供給力不足を露呈させ、国内・地域内の産業基盤の「歯抜け」状態が危機への対応を困難にすることも明らかになりました。

2　政府の対策と第一次・第二次補正予算

⑴　第一次・第二次補正予算の展開

政府は4月に緊急事態宣言を出すとともに第一次補正予算を組み、6月には第二次補正予算を組みました。第一次補正予算の規模は25・7兆円であり、同規模の国債が追加発行されました。第一次補正予算のうち感染拡大防止・医療提供体制整備等の予算は8000億円にとどまり、雇用維持・事業継続・生活支援関係では特別定額給付金、雇用調整助成金の特例措置、持続化給付金などが措置されましたが、不十分なものでした。自治体の裁量性の高い新型コロナウイルス感染対応地方創生臨時交付金（都道府県及び市町村に交付され、補助事業の地方負担分に充てるものとともに、自治体独自事業に自由度高く活用可能な単独事業分からなる。以下、地方創生臨時交付金）も1兆円にとどまっていました。その一方、コロナ後の経済回復や経済政策に2・8兆円を計上するなど、問題のある予算措置でした。第二次補正予算の規模は31・9兆円にのぼり、同規模の国債が追加発行されました。第二次補正予算では、第一次補正予算では不十分であった医療提供体制の強化の予算が拡充され、持続化給付金の拡充、家賃支援給付金の創設、地方創生臨時交付金2兆円追加などが盛り込まれました。しかし、それでも後に述べるように対策と予算は不十分な状況にありました（**表2－1**参照）。

表 2－1　2020 年度補正予算および新型コロナ対策予備費使用の状況

（単位：億円）

	1 次 補正予算	2 次 補正予算	3 次 補正予算	新型コロナ 対策予備費 （使用決定済額）	合　計
感染拡大防止・医療確保等	8097	30959	28581	24682	92322
緊急包括支援交付金	1490	22370	13011	0	36871
その他	6607	8589	15570	24682	55451
雇用維持・事業継続等	194905	165215	44803	28362	433285
雇用調整助成金等	690	4519	5430	4391	15030
持続化給付金	23176	19400	0	9150	51726
家賃支援給付金	0	20242	0	0	20242
資金繰り対策等	38316	116390	32734	0	187440
特別定額給付金	128803	0	0	0	128803
家計・困窮者支援	2471	4084	6025	11991	24571
その他	1449	580	614	2830	5473
地方創生臨時交付金	10000	20000	15000	33792	78792
経済活動回復・ポストコロナの経済対策	27654	2014	71963	4535	106166
“Go To”キャンペーン事業	16794	0	10856	3119	30769
その他	10860	2014	61107	1416	75397
防災・国土強靱化等	0	0	31414	0	31414
その他	0	0	4473	50	4523
新型コロナ対策予備費	15000	100000	-18500		
国債整理基金への繰り入れ	1259	963	0		2222
既定経費の減額	0	-20	-23463		-23483
補正予算合計	256914	319134	154271		730319
補正予算合計（予備費除く）、予備費執行	241914	219134	172771	91420	725239

＊予備費使用済み額は 2021 年 3 月 23 日現在

＊四捨五入により合計は内訳と必ずしも一致しない

出所：2020 年度政府補正予算および新型コロナ対策予備費使用実績の資料より作成。

なお、第一次補正予算の予備費1・5兆円に加えて第二次補正予算では10兆円の予備費が計上されましたが、憲法の財政民主主義の原則（憲法第83条において「国の財政を処理する権限は、国家の議決に基づき、これを行使しなければならない」と定められている）に違反するものでした。

(2) 感染拡大防止と医療提供体制充実の取り組みの枠組みとその不十分性

新型コロナに対する感染拡大防止と医療提供体制については、以下の枠組みで進められました。①積極的疫学調査によるクラスター対策を中心とした感染拡大防止策、②「密閉」「密集」「密接」の「三つの密」を避けるなどの国民の行動変容の要請および施設等の対策、③休業・時短要請などのソフトロックダウン的な対策、④コロナ病床の確保等の医療提供体制の拡充、⑤ワクチン・治療薬の開発・確保、⑥国境管理（水際対策）。以上の政策を進めるため、政府は補正予算を組むとともに、各種の財政措置を講じました。

第一に、積極的疫学調査によるクラスター対策を中心とした感染拡大防止策については、コロナ感染の疑いのある症状（37・5度以上の発熱が4日間続くなど）がみられる人を対象としてPCR検査が行政検査として行われるとともに、陽性者の濃厚接触者を調査するとともにPCR検査を実施し、保護・治療を行うという方法をとりました。「37・5度以上の発熱が4日間」という基準は実質的に検査を抑制する方向に作用しました。検査と隔離・保護に対する戦略の確立や体制整備、予算措置は不十分な状況が続きました。

第二に、「密閉」「密集」「密接」の「三つの密」を避けるなどの国民の行動変容の要請については、緊急事態宣言の期間のみならず、緊急事態宣言解除後にも「新しい生活様式」として推進されました。「三つの密」を避けるなど「新しい生活様式」の環境整備のための施設等の対策も進められました。「新しい生活様式」への対策などを進めるために自治体による地方創生臨時交付金の活用が促進されました。また、介護施設や障害者施設等の感染拡大防止に対しては、新型コロナウイルス感染症緊急包括支援交付金が講じられました。しかし、介護施設等で多くのクラスターが発生してしまいました。

第三に、休業・時短要請などのソフトロックダウン的な対策については、まず安倍首相は法的根拠のないままに2020年3月、全国の小・中・高校の一斉休校を要請し、ほとんどの都道府県知事は法的権限のないままに一斉休校を決定しました（片山善博『知事の真贋』文春新書、2020年、参照）。それに続いて、3月中に新型インフルエンザ等対策特別措置法（以下、特措法）が改正され、4月7日に特措法にもとづいて緊急事態宣言が発出され、都道府県知事による外出自粛要請および休業要請が行われました。8割接触削減が必要とのシミュレーションをもとに、国民には行動変容が求められました。緊急事態宣言は5月に入って段階的に解除されましたが、7月から8月には第2波が起こり、東京都や大阪府などで飲食店に対する時短要請が行われました。しかし、第2波からの感染者数が十分に減少しないまま11月から第3波が起こり、12月から1月を中心に感染者が大幅に拡大するとともに、死者数が急増しました。

第四に、コロナ病床の確保等の医療提供体制の拡充については、ＰＣＲ検査等の体制整備、病床等の確保、医療設備・機器の確保、マスクの配布、医療従事者への慰労金など多岐に及びます。厚労省は都道府県が感染拡大防止や医療提供体制の整備等を総合的に進めるため、新型コロナウイルス感染症緊急包括支援交付金（以下、緊急包括支援交付金）を導入しました。交付対象は都道府県事業および都道府県の補助事業（市区町村および民間団体の事業）であり、国の一次補正予算ではわずか１４９０億円（５／10補助。補助金を除く自治体負担分である「補助裏」は地方創生臨時交付金で手当でしたが、二次補正予算では２兆２３７０億円と大幅に拡充されるとともに10／10補助に変更されました。さらに、医療以外に介護・福祉分野の支援が追加されました。しかし、自治体はコロナ病床の確保に四苦八苦し、院内感染も多く起こりました。

第五に、ワクチン・治療薬の開発・確保については、補正予算で財政措置が講じられました。しかし、ワクチンについては開発についても海外からの確保についても遅れをとる状況にあります。

第六に、国境管理（水際対策）については、国内への感染者の流入やそれによる感染拡大を防止するため、入国制限、渡航制限、入国者・帰国者の検疫の強化等が行われました。しかし、第１波においては入国拒否の措置が遅すぎたことや、入国者・帰国者に対する検疫が甘かったことから感染拡大を招きました。

⑶　経済対策の展開とその問題点

新型コロナ対策における経済対策は多岐に渡ります。なぜなら、政府のコロナ対策が「密閉」「密集」「密接」の「三つの密」を避けるなどの国民の行動変容の要請および施設等の対策にとどまらず、緊急事態宣言下で休業・時短要請などのソフトロックダウン的な対策がとられたため、全国的にほとんどの産業・雇用分野に多大な経済的影響が及んだためです。経済対策は①事業者の営業継続・雇用者支援、②家計や生活困難者支援、③ポストコロナの経済対策、からなります。

第一に、事業者の営業継続・雇用者支援です。２０２０年4月における最初の緊急事態宣言は経済の急速な悪化をもたらし、多くの中小企業や事業者は経営危機に陥りました。政府は以下の対策を講じました。無利子・無担保融資（日本政策金融金庫、銀行）は中小事業者の当座の資金繰りを支援するものであり、倒産を防止する役割を果たしました。ただし、融資のみではいずれ限界に達するおそれがあります。

雇用調整助成金は上乗せ措置によって一人一日1万5０００円を上限として休業手当へ助成されました。また、休業手当を受け取れない労働者向けには休業支援金があります。

持続化給付金（法人２００万円、個人１００万円。前年同月比50％以上売り上げ減少が条件）は新型コロナによって売上げが激減した事業者への貴重な支援ですが、対象が限定されているとともに、手続きの遅れが問題となりました。小規模事業者持続化補助金（50万円。コロナ特別枠１００万円）も活用されました。

家賃支援給付金は固定費である家賃を支援するものであり、重要な支援ですが、これも対象が限定されるとともに給付の遅れが生じました。

以上の国の経済支援では地域の実情に応じたきめ細かな対応はできません。それを補うのが自治体の裁量にもとづく実施計画を策定できる地方創生臨時交付金による自治体の単独事業（国の個別補助金を受けずに自治体の裁量で行う事業）です。感染拡大第1波・第2波における飲食店等の休業・時短要請に伴う協力金の財源にもこの臨時交付金が使われました。

一律休業要請、外出等の自粛要請が社会経済活動に甚大なダメージになりました。それとともに、休業要請に対する補償の不在、および経済的なダメージを受けた社会経済部門に対する経済支援の不十分性、遅れがさらに被害を深刻化させました。また、持続化給付金の委託費における再委託問題にみられるように、不透明な委託費の流れや特定事業者に利益が集中する問題も起こりました。

第二に、家計や生活困難者支援については、特別定額給付金（住民一人10万円）、子育て世帯臨時特別給付金、住宅確保給付金。ひとり親世帯支援、大学授業料減免などが行われました。また、予備費を活用した個人向け緊急小口資金等の特例貸付および学生支援緊急給付金が行われました。なかでも特別定額給付金は予算額が12兆8800億円と巨額におよびましたが、生活困難者にとっては一過性の給付としての限界があります。

また、税・保険料の減免、徴収猶予（固定資産税、国保税、介護保険料など）、公共料金の支払い猶予等の措置もとられました。その他、大学再開支援、文化芸術活動緊急総合支援などが行われました。家計や生活困難者支援についても自治体の単独事業には地方創生臨時交付金が使われました。

第三に、ポストコロナの経済対策の典型例が〈Ｇｏ Ｔｏ〉キャンペーン事業です。Ｇｏ Ｔｏトラベルが第2波の感染拡大に影響した可能性を指摘する研究も出されるなかで、時宜にそぐわない予算が見直されないままになっています。

3　政府の対策と第三次補正予算

⑴　第三次補正予算の展開

政府は12月に新たな総合経済対策を打ち出すとともに、第三次補正予算を組みました。総合経済対策の規模は、国・地方歳出のうち国費30・6兆円、そのうち三次補正予算は20・1兆円（一般会計19・2兆円、特別会計1・0兆円）となっています。三次補正予算による経済対策関係経費19・2兆円であり、そのうち①新型コロナ感染拡大防止策4・4兆円、②ポストコロナに向けた経済構造の転換・好循環の実現11・7兆円程度、③防災・減災・国土強靱化の推進など安全・安心の確保3・1兆円となっています。また、予備費等の減額補正（補正予算において当初予算や以前の補正予算の支出を減額すること）があり、歳出合計は15・4兆円になります。財源としては、国税収のマイナス8・4兆円を合わせてまかなうため、22・4兆円の国債追加発行を行います（うち、建設国債3・9兆円、特例国債18・5兆円）。

三次補正予算案が提出された12月は第３波が起こっている最中であり、ポストコロナの経済対策やそれ以外の経済対策に重点を置いた補正予算案は大幅に組み替える必要があり、野党も予算組み替えを要求しました。しかし、政府・与党は補正予算の組み替えを行いませんでした。

(2) 感染拡大防止と医療提供体制の拡充は依然として不十分

三次補正予算による感染拡大防止、医療提供体制の拡充はどうでしょうか。第一に、積極的疫学調査によるクラスター対策を中心とした感染拡大防止策としては、基本的にはこれまでの方針が踏襲され、高齢者等の検査助成事業（実施主体は市町村）を除いて、無症状者へのＰＣＲ検査への財政措置の大幅拡充といった、クラスター対策を超える抜本的な検査の拡充はほとんど打ち出されませんでした（検査体制の充実は７１４億円のうちＰＣＲ・抗原検査実施等６７２億円、高齢者等の検査42億円）。

第二に、「密閉」「密集」「密接」の「三つの密」を避けるなどの国民の行動変容の要請および施設等の対策についても基本的にはこれまでの方針が踏襲されました。施設等の感染防止対策の予算措置としては、福祉施設における感染拡大防止等への支援１４５９億円、緊急包括支援交付金の追加による介護施設、障害福祉サービス施設等の感染拡大防止策支援が盛り込まれました。

第三に、11月以降の第３波のなかで東京都や大阪府などで一部地域の時短要請が行われました。さらに、政府は１都３県に対し、１月８日から２月７日までの１か月間の緊急事態宣言を出さざるをえませんでした。1月13日には緊急事態宣言に7府県が追加され、2月2日には栃木県を除く10都府県について3月7日まで延長されました。第二回の緊急事態宣言下では第一回の緊急事態宣言下のようなロックダウン的な要請を伴わず、飲食店等の時短要請が中心となりました。2月3日、改正コロナ特措法および改正感染症法が成立し、事業者に対する命令、過料が規定されるとともに、入院措置に応じない人や積極的疫学調査を拒んだり、虚偽を答弁したりした場合に罰則を科すことが可能となりました。また、「まん延防止等重点措置」が創設され、緊急事態宣言が発出されなくても、特定地域に適用することが可能となり、命令や過料も規定されました。3月7日で6府県については緊急事態宣言が解除されましたが、1都3県については3月21日まで再延長とされました。解除された府県において飲食店への時短要請が継続されました。その後、感染再拡大の兆候が起こるなかで、1都3県の緊急事態宣言が解除されました。

第四に、コロナ病床の確保等の医療提供体制の拡充については、地域の医療提供体制を維持・確保するための医療機関等支援が1兆9374億円（うち緊急包括支援交付金医療分1兆1763億円、医療機関等の感染防止対策1070億円などが措置されました）。しかし、医療機関への減収補てんは行われませんでした。

第五に、ワクチン・治療薬の開発・確保については、ワクチン接種体制の整備5798億円、ワクチン・治療薬の開発・安全性確保等1606億円などが措置されました。

第六に、国境管理（水際対策）については、そもそも自主隔離に異存する甘い対策のなかで徐々に緩和されました。10月には中長期滞在者の全世界からの入国が認められ、11月には一部の国・地域からの入国者の検査が不要とされるとともに日本からの短期出張者の14日間待機の緩和が認められました。その後、変異株が国内に入ってきたことが判明し、空港検疫が一定程度強化されましたが、手遅れでした。

⑶ ポストコロナに傾斜した経済対策

感染防止対策への予算措置が不十分である一方、ポストコロナ関係予算が重点的に計上され最大の歳出項目である「ポストコロナに向けた経済構造の転換・好循環の実現」ではポストコロナへのデジタル化やグリーン投資などに多くの予算措置が講じられました。

そのなかには中小・小規模事業者等への資金繰り支援や雇用調整助成金の特例措置などのコロナ禍で地域・社会・雇用を支えるのに必要不可欠な予算もありますが、ＧｏＴｏトラベル、サプライチェーン強靱化支援、マイナンバー普及促進、グリーン住宅ポイントなど、感染爆発と医療崩壊の危機、中小事業者の倒産・雇用の危機への対策としては直接関係のない事業に多くの予算が措置されました。

その一方、持続化給付金および家賃支援給付金の継続が盛り込まれておらず、このままでは緊急事態宣言による時短要請や外出自粛の影響などによって中小事業者の淘汰が促進されることが懸念されました。両給付金とも２０２１年１月15日で申請受付を終える予定が２月15日まで１か月延長されましたが、その後の制度の継続はないままです。

新型コロナウイルス感染症対応地方創生臨時交付金は1・5兆円が計上され、うち地方単独分は1兆円（自治体の①新型コロナ感染防止に向けた対応、②ポストコロナに向けた経済構造の転換・地域における民需主導の好循環の実現に向けた対応、の取り組みに充当）、飲食店の時短要請にかかる協力金等の「即時対応分」が0・2兆円、新型コロナ対応にかかる国庫補助事業の地方負担分が0・3兆円となっています。内閣府の地方創生臨時交付金予算の繰り越し分については、2021年度に実施計画を作成し、事業開始が可能となります。

三次補正予算案や2021年度政府予算案の閣議決定の後、12月25日、飲食店等の時短要請に伴う協力金の財源として、予備費を充当して地方創生臨時交付金「協力要請推進枠」の創設に伴う財政措置2169億円が講じられました。

さらに、緊急事態宣言に伴う飲食店等の時短要請に伴う協力金の財源として地方創生臨時交付金に予備費1兆6220億円（2021年2月9日累計）が充てられ、その他、時短要請による取引先を支援する一時支援金（2021年2月9日）に予備費2490億円が充てられますが、これでは全く不十分です（緊急事態宣言実施区域は1日当たり上限6万円、それ以外の区域は4万円）。なお、協力金の財政負担は、国負担8割、地方負担2割となっていますが、地方負担分については地方創生臨時交付金等による手当が可能です（地方創生臨時交付金単独事業分から充当可能。地方負担分が配分された地方単独事業分の「感染症対応分」を上回る場合、「即時対応分」による上回る額の95％を後日、交付）。

また、二次補正予算でも問題となった巨額の予備費計上が三次補正予算案でも継続し、減額補正後でも5兆円の残額が計上されましたが、財政民主主義に反することは明白です。

なお、三次補正予算以外に、12月以降の予備費の使用として、一時支援金の他、ひとり親世帯臨時特別給付金（2020年12月11日）、「さらなる病床確保のための緊急支援」（2020年12月25日）およびPCRモニタリング検査（2021年2月9日）があります。

4　政府の新型コロナ対策、何が問題か

(1)　政策災害

新型コロナ禍を災害として捉えれば、災害に対する政策的対応のまずさが災害による被害を拡大してしまう問題に目を向けなければなりません。そのことを「政策災害」と呼ぶことにします。今回の新型コロナ禍に対する政策災害は多岐にわたりました。第一に、空港検疫（水際対策）の失敗です。2020年春にはインバウンド推進（中国の春節など）による感染拡大（武漢型）に続いて空港検疫対応の不十分性（3月、欧米からの帰国者）による感染拡大（欧米型）が起こりました。また、2020年秋からの空港検疫の緩和措置のなかで、変異ウイルスが流入し、その後、感染拡大を引き起こしました。

第二に、PCR検査抑制策による感染拡大です。検査の基準を厳しくしたことやクラスター対策

において検査を濃厚接触者に限定したこと、また無症状者への検査を進めなかったことから新型コロナを封じ込むことができず、第3波による大幅な感染者、死者数増につながってしまいました。

第三に、画一的な自粛、補償なき休業・時短要請策による社会経済活動の破壊です。画一的なソーシャルディスタンス政策は、多岐にわたって社会経済活動を破壊しました。当初はマスクによる感染防止効果についてWHOや米国CDC（疾病対策予防センター）からは否定的な見解が出され、2メートルの距離が強いられたことから飲食店や施設等の集客減につながりました。また、補償なき休業・時短要請策が繰り返されたことから、多くの飲食店等の経営は悪化を続けました。時短要請にともなう画一的な協力金は従業者を多く雇用する飲食店等にとっては全く不十分なものでした。協力金の支給事務は自治体が担いましたが、事務作業負担が大きく、協力金の支給には時間を要しました。

第四に、収束なき〈ＧｏＴｏ〉キャンペーンの推進のなかでの全国への感染拡大、第3波への対応の遅れです。〈ＧｏＴｏ〉キャンペーン自体は感染拡大防止と経済回復の両立を図るための施策というよりむしろ、旅行・飲食に対するインセンティブを与える点では感染拡大防止よりも経済回復を優先した施策です。〈ＧｏＴｏ〉キャンペーンと全国への感染拡大との因果関係については今後の検証を待たねばなりませんが、政府が〈ＧｏＴｏ〉キャンペーンの継続に拘ったことから、第3波への対策が後手に回り、多くの被害をもたらしたことは「政策災害」と言ってよいでしょう。

第五に、新型コロナウイルス感染症対策に係る財政需要の増加、職員体制強化も含め、自治体が安定した財政運営を行えるよう、地方一般財源総額の確保、拡充が行われていません。２０２１年度の地方財政計画においては、若干の保健所の職員体制強化が盛り込まれた以外には、自治体職員体制における余裕のない状況がほとんど改善されないままです。

第六に、新型コロナ対策が格差を拡大し、社会正義を歪めたことです。ＧｏＴｏトラベル事業は余裕のある層ほど恩恵を受ける点では社会的正義に反し、正当化できません。持続化給付金にみられる業務受託企業による「中抜き」も問題です。

⑵ 政府の新型コロナ感染拡大防止策の転換はまったなし

２０２０年11月以降の感染拡大第３波によって緊急事態宣言の発出に追い込まれ、政府の対策のあり方に変化が生まれつつあります。これまでの厚労省の検査抑制路線から検査の抜本的拡充へ流れが変わるかが問われています。

２０２１年1月8日、ノーベル賞学者４名は声明を出し、ＰＣＲ検査能力の大幅拡充と無症状者の隔離強化などを提言しました。

検査拡充に大きく貢献するのがプール方式の採用です。厚労省はプール方式の採用に慎重な姿勢をみせていましたが、1月15日、ついに承認に踏み切りました。

こうしたなかで、２０２１年1月15日、広島県が広島市の中心部における大規模検査実施を検討しているとの報道があり、1月29日、知事は具体的な方針を打ち出しました。

さらに、２０２１年1月21日の経済財政諮問会議において、民間の有識者議員である新浪剛史氏は、政府のこれまでのクラスター対策を中心とした感染対策に限界があったとし、対策を見直すべきだとする意見を表明しました。無症状感染者が感染を広げている科学的知見を直視し、民間機関とも連携して無症状感染者へのＰＣＲ検査を大幅に拡大し、感染源を早期に発見、隔離することを求めたのです。この提言はノーベル賞学者４名の声明を踏まえたものでした。

以上のような流れのなかで、政府の分科会は２０２１年2月2日、「緊急事態宣言下での対策の徹底・強化についての提言」を出しました。そこでは高齢者施設でのクラスター急増を指摘するとともに都道府県は高齢者施設の職員の定期的検査への支援を提言しています。また、自費検査の見える化と自費検査施設への国の関与についても提言しました。さらに、緊急事態宣言解除可能と考えられる地域において、「都道府県は、隠れた感染源の存在を確認し、予兆を早期に探知するため、歓楽街などの感染リスクの高い地域を中心に、幅広にＰＣＲ検査等を実施して頂きたい」としています。

政府の分科会提言を受けて、同日に政府は基本的対処方針の修正・追加を行いました。そこでは、「特定都道府県に対し、感染多数地域における高齢者施設の従事者等の検査の集中的実施計画を策定し、令和3年3月までを目途に実施するとともに、その後も地域の感染状況に応じ定期的に実施するよう求める」としています。また、民間の自費検査が広がっていることを背景として、「社会経済活動の中で希望により受ける民間検査については、民間検査機関に精度管理や提携医療機関の決定等を求めることにより環境整備を進めていく」としています。さらに、「緊急事態措置を実施すべき区域から除外された都道府県における取組等」として「政府及び都道府県は、再度の感染拡大の予兆を早期に探知するため、歓楽街等における幅広いＰＣＲ検査等（モニタリング検査）やデータ分析の実施を検討し、感染の再拡大を防ぐこと」を勧告しています。

さらに、3月18日の基本的対処方針では、「２０２1年2月8日時点で緊急事態措置区域であった10都府県に対し、感染多数地域における高齢者施設の従事者等の検査の集中的実施計画に基づく検査を、3月中までを目途に着実に実施するよう求めるとともに、さらに、これらの都府県の歓楽街のある大都市はもとより、その他の地方公共団体も地域の感染状況に応じ、4月から6月にかけて、新たな集中的実施計画に基づく検査を定期的に実施するよう求める」としています。

問題は、第一に、政府の基本的対処方針が明確な戦略のうえで検査の量的拡大の数値目標を設定していないことです。リバンドを抑え、第4波に対応するための戦略を確立し、そのために必要な検査（ＰＣＲ検査、抗原検査、抗体検査を含む）の量的拡大目標を設定するとともに、検査実施能力の拡充の手立てを講じなければなりません。保健所で対応できない場合は大学・研究機関や民間機関の力を活かすことが必要です。

第二に、モニタリング検査の数が不十分な点です。感染の実態を的確に把握し、感染拡大防止の戦略に活かすためにモニタリング検査はきわめて重要です。全国1日1万人（4月では1日５０００件）ではきわめて不十分であり、尾身分科会長も国会において増やすべきとの見解を述べています。しかも、3月第2週における実際のモニタリング検査実施数は1日当たり１５９件とわずかにとどまっています（内閣官房新型コロナウイルス感染症対策推進室資料）。また、繁華街等で検査キットを配布するスポット検査の有効性に疑問も出ています。大都市地域を中心に感染集積地を把握するために必要なPCRモニタリング検査数の目標を科学的に明確にしたうえで、プール方式の活用を含め実効性のある実施計画と体制整備を早急に行う必要があります。また、下水によるモニタリング検査の技術開発が行われており、早急に活用すべきです。

また、変異株の実態を把握することが喫緊に求められていますが、3月15日時点では陽性者全体の5％～10％を遺伝子解析し、変異株かどうかを判定することになっていますが、これでは不十分です。政府は変異株スクリーニング検査での抽出を40％程度に引き上げる方針を打ち出しましたが、さらに大学・研究機関・民間検査機関などの協力を得て全例を解析すべきです。

第三に、高齢者施設等の定期検査については、定期・頻回の方針が明確でないことと、従業者以外の保育士、教員などのエッセンシャルワーカーや高齢者施設等の入所者・通所者の検査を保障する枠組みになっていないことです。たとえば、都内の介護施設従業者の希望者全員の定期的検査を行うとすれば18万人×回数分の規模となり、入所者・通所者まで広げるにはさらに検査の量的拡充が求められます。

第四に、感染集積地における大規模検査を打ち出していないことです。感染集積地の大規模検査を行うには、まずモニタリング検査等によって感染集積地を特定しなければなりません。そのうえで大規模検査のスキームを早急に確立し、PCR検査、抗原検査および抗体検査を最適に組み合わせて感染者を把握するとともに、隔離・保護・治療につなげていかなければなりません。

第五に、検査拡大の方針を担保する財政措置が不十分であることです。2020年度における新型コロナ対策予備費は2021年3月末までに約5000億円の残額が使われていません。モニタリング検査に使用される予備費は81億円にとどまっています。また、2021年度予算において予備費5兆円が計上されています。予備費を活用して財政措置を早急に講じるべきです。

以上の検査に対する課題と並んで重要なのがワクチン接種です。ワクチン接種の先行国では感染拡大防止に大きな効果が発揮されており、ワクチン接種を進めることは喫緊の課題であることは言うまでもありません。政府においてはワクチン接種の担当大臣が置かれ、ワクチンの供給計画を進めるとされていますが、実際の実施責任は市町村になります。ところが、輸入に頼らざるをえないことやEUの規制の動向が不透明なことなどから、ワクチンの確保が遅れ、市町村に対してワクチンの供給時期や数量を示すプロセスが大幅に遅れています。多くの国民がワクチン接種を終えるまでの間、感染拡大をいかに抑えるかが重要になることから、検査戦略の確立と実行は不可欠です。

5　新型コロナ対策と自治体財政

(1)　住民のいのちと暮らしの防波堤としての自治体の取り組み

2020年3月以降の感染拡大に対して、国の対策は後手にまわったうえ、画一的な自粛要請や検査抑制などの失策があるなかで、自治体は手探りで対策を進めなければなりませんでした。そのなかで、着実な感染拡大防止を進めていたのは大都市自治体以外の自治体でした。なかでも和歌山県は保健医療行政によって徹底した積極的疫学調査と無症状者全員入院に取り組み、感染拡大を抑え込むうえでの成果をあげています。和歌山県の取り組みについては仁坂吉伸知事が県のウェブサイトやメールマガジンで知事メッセージとして発信しています。仁坂知事によると、積極的疫学調査は、①早期発見、②早期隔離、③徹底した行動履歴の調査、④保健所の統合ネットワークとしての運用、を内容としているといいます。早期発見では、早くから保健所だけでなくクリニックを含め早期発見システムをつくっています。そして、感染者の行動履歴を徹底調査し、濃厚接触者をできるだけ範囲を広げてＰＣＲ検査を行い、陽性者を早期発見して早期隔離し、入院・治療につなげています。そのため、県全体で保健所の統合ネットワークをつくって運用してきました。また、主要病院にＰＣＲ装置を標準配備するとともに、入院患者のいるすべての病院に遺伝子解析装置を配備し、その他の病院や福祉施設に抗原検査キットを配備しました。また、感染者を守るためにも、感染拡大を防ぐためにも陽性者の全員入院を徹底しています。その一方では、経済活動についてはできるだけ抑制しない対応を行い、感染拡大防止と経済の両立を図っています。こうした取り組みから大いに教訓が引き出せます（仁坂知事メッセージ参照。https://www.pref.wakayama.lg.jp/chiji/message/covid19.html）。なお、和歌山県以外でも本書で取り上げている鳥取県などでも積極的疫学調査を徹底して取り組み、成果をあげています。

次に、基礎的自治体の取り組みとして、長野県飯田市の取り組みを紹介しましょう。飯田市は長野県の南部に位置する人口10万人の都市であり、周辺の町村とともに南信州圏域を構成しています（県保健所の管轄エリア）。南信州地域では２０２０年３月末頃から５月にかけて感染者が数名確認されたのに対して、飯田市が５月に地域外来・検査センターを立ち上げ、ドライブスルーによる検査体制を確立しました。地域外来・検査センターの運営は飯田市から飯伊地区包括医療協議会（医師会、飯田保健所、14市町村などで構成）に委託され、同協議会が運営する休日夜間急患診療所の巡回診療として位置づけられました。地域外来・検査センター担当の医師は各病院から出してもらいました（その後、各病院でも検体採取が可能になりました）。地域外来・検査センターで採取した検体は市立病院のＰＣＲ検査機にかけ、その日のうちに陽性者を把握します。市立病院ではＰＣＲ検査装置とともに抗原定量検査装置も設置し、緊急対応に備えました。また、圏域内の病院で抗原定量検査体制を整備し、無症状者の検査を行うことにしました。介護施設の従業者の希望者の検査（２分の１補助。自己負担４０００円。２回まで）を進めるとともに、高齢者の検査費用を助成（国・市による補助各３０００円、自己負担２０００円）しています。医療提供体制としては、市立病院の１病棟をコロナ専用病棟とし、国からの補助を受けて医療機器等を整備し、入院患者を受入れました。また、県立病院でも受入れを行いました。飯田市・南信州地域の取り組みは、従来からの圏域内の医療機関と行政の協力体制を基盤として、圏域内での役割分担と連携を図りながら感染拡大防止と医療提供体制を整えたものであり、特に地域内の有症状者に対して保健所を通すことなく診療所等からの紹介によりＰＣＲ検査を行い、陽性者をその日のうちに把握し、即座に保健所が積極的疫学調査に入って翌日には濃厚接触者のＰＣＲ検査を行なう流れは、感染拡大制御の点で非常に優れた取り組みと言えるでしょう（飯田市保健課および飯田市立病院へのヒアリングによる）。

大都市部では積極的疫学調査のみでは感染拡大を抑え込むことが困難であり、無症状者を積極的に見つけていく検査戦略が求められます。２０２０年秋以降、世田谷区をはじめとして無症状者への検査拡大に取り組む自治体が出てきました。

高齢者施設等の社会的検査については多くの都府県で実施されています。ただし、現在のところ実施結果について公表している自治体はほとんどありません。そのなかで、世田谷区の社会的検査の取り組みについては実施結果が公表されており、本書で保坂区長が紹介しているとおり、感染拡大防止への効果が出ています。

また、本書で紹介されている広島県の戦略的な検査の取り組みも注目されます。第４波と言われる感染拡大のなかで、大都市部において広島県の検査戦略のように、積極的疫学調査とともに、無症状者に対する社会的検査（高齢者施設等の定期検査など）とモニタリング検査（希望者に幅広く）を進めることが求められます。また、広島県では、モニタリング検査や社会的検査から感染集積地を特定し、集中的に面的検査を行うことが可能な体制をつくっています。

(2) 新型コロナと自治体財政の逼迫

新型コロナのような大規模・広域災害に対する財政対策については、必要な財政対策の規模を見積もったうえで、中央政府が財源を確保しなければなりません。新型コロナのような感染症のパンデミックに対してはまず保健医療行政が対応しなければならないことと、広域的な対応が必要であるため、都道府県が中心的役割を担うことになりました。そのため、国は都道府県に対して必要な財源を保障しなければなりません。国の予算措置の柱となったのが都道府県に対する新型コロナウイルス感染症緊急包括支援交付金でした。さらに、新型コロナは地域経済・雇用・教育・福祉などあらゆる行政領域に影響し、その実情は地域によって異なることから、市町村の実情に即した対策を市町村自治によって進めることが求められました。その主要な財源となったのが新型コロナウイルス感染症対応地方創生臨時交付金でした。

２０２０年4月の緊急事態宣言時には政府の補正予算措置は不十分であったため、多くの自治体は補正予算において財政調整基金等の取崩しを行いました。その後、国の二次補正予算・三次補正予算において地方創生臨時交付金が追加されたため、最終補正予算あるいは決算において財政調整基金の積戻しが行われるものとおもわれます。

自治体財政にとってもう一つの問題がコロナ禍の影響による地域経済の悪化にともなう地方税等の減収です。**表2－2**はいくつかの都道府県の2月補正予算における税収等の減額補正と財源対策をみたものです。これをみると、多くの都道府県で都道府県税・地方譲与税の大幅な減額補正が行

表2－2　都道府県の2020年度2月補正予算・最終補正予算における税収等の減額補正および財源対策について

（単位：億円）

	県税減額補正	地方譲与税減額補正	減収補てん債	特別減収対策債・調整債	猶予特例債	財政調整基金等の財政調整のための基金の積戻し
北海道	-418	-171	376	44	27	-10
宮城県	-48	-40	114	0	0	76
東京都	-1921	-34	1000	0	0	287
神奈川県	-385	-274	576	118	125	580
埼玉県	-289	-218	518	0	55	374
千葉県	-171	-105	425	0	0	341
長野県	-103	-72	107	0	0	40
愛知県	-79	-26	819	202	142	571
大阪府	-599	-282	660	0	60	1208
京都府	-242	-79	222	0	0	39
兵庫県	-451	-166	412	53	60	0
広島県	-210	-89	217	0	22	83
鳥取県	-69	-17	34	0	0	39
福岡県	-519	-196	403	0	41	73
沖縄県	-57	-1	56	10	0	73

＊福岡県は12月補正および2月補正。ただし、財政調整のための基金積戻しは2月補正分
出所：各都道府県ウェブサイトおよび各都道府県財政課への聞き取りにより作成。

われると同時に、減収補てん債、猶予特例債の発行などによって財源の手当を行っていることがわかります。また、いくつかの府県では財政調整基金等の積戻しも行っており、地方創生臨時交付金の追加交付によって財政調整基金を一定程度積み戻すことが可能になったことがうかがえます。

地方交付税交付団体については、ある程度一般財源確保の目途がつきますが、不交付団体については税収減等の影響がそのまま財源の減少につながります。東京都は減収補てん債を発行していますが、それに対する交付

都道府県における2021年度予算の歳入の動向

（単位：億円）

地方交付税・臨時財政対策債増（対前年度当初）	国庫支出金増（対前年度当初）	財政調整基金等の財政調整のための基金の取崩し	行革推進債・退職手当債・調整債	減収補てん債	特別減収対策債
790	1797	107	170	43	0
379	-608	150	49	0	0
—	37	441	0	0	0
1290	1075	690	0	0	0
990	1030	517	0	0	0
700	218	115	0	0	0
328	-49	127	0	0	0
1400	955	1476	29	0	0
1680	1590	935	69	445	0
467	470	78	25	0	0
849	393	0	49	0	146
412	296	343	17	0	0
77	152	55	0	0	0
919	570	20	32	0	0
208	93	203	0	0	0

税措置のメリットは受けられません。

次に**表2－3**によっていくつかの都道府県の2021年度予算案の動向をみると、2020年度当初予算と比べ、都道府県税収・地方譲与税が大幅減となっており、それを埋めるために地方交付税・臨時財政対策債が増加しています。また、さらに財源不足を主に財政調整基金等の取崩しで手当しています。また、それ以外に財源不足対策として、行革推進債、退職手当債、調整債、特別減収対策債を発行する道府県もあります。一方、国庫支出金は前年度当初予算と比べて増加していますが、その主な要因は新型コロナ対策関連の衛生費国庫補助金の増加です。

東京都など大都市自治体は、この間、大都市自治体に不利な地方財政改革の影

表２−３

	税収減（対前年度当初）	地方譲与税減（対前年度当初）
北海道	383	345
宮城県	162	131
東京都	3996	81
神奈川県	705	586
埼玉県	267	418
千葉県	267	304
長野県	181	136
愛知県	1116	481
大阪府	1294	571
京都府	260	168
兵庫県	564	355
広島県	320	184
鳥取県	40	37
福岡県	523	336
沖縄県	189	67

出所：各都道府県ウェブサイト等から作成。

響を受けてきました。この間、不交付団体に不利な税源配分の見直しとして、法人市民税の一部国税化（交付税原資化）が行われました。また、ふるさと納税の限度額拡大によって大都市自治体の税収がより多く奪われることにつながりました。さらに、新型コロナ対策のために導入された地方創生臨時交付金の限度額算定においては、財政力指数が適用され、財政力の高い自治体に不利に働きました。

6　地域と自治体の取り組みと公共部門の課題

(1)　新型コロナ対策と地方財政対策の課題

新型コロナ対策に喫緊に求められる地方財政対策としては、検査戦略の確立や検査体制の大幅な拡充を実効性をもって進めることが最重要であり、そのためＰＣＲ検査等の抜本的拡充のための予算措置が講じられなければなりません。それとともに以下の対策が必要となります。第一に、飲食を伴う施設、福祉施設、事業所など感染リスクの高い施設等における感染防止策（換気、衝立等）の徹底と財政支援です。第二に、病院の院内感染防止対策の要として院内ＰＣＲ検査機器導入の徹底と財政支援です。第三に、病床の確保と医療機関への減収補てんを含む経営支援です。第四に、ワクチンの確保と実効性のある接種計画の確立と条件整備です。第五に、国と地方の大幅な税収減のなかで、新型コロナ対策に係る財政需要の増加、職員体制強化も含め、自治体が安定した財政運営が行えるよう、地方一般財源総額の確保、拡充が必要です。第六に、休業要請を行う場合の国による補償金の制度化と迅速で確実な実施体制づくりと財源保障です。第七に、緊急包括支援金の柔軟運用、対象拡大および増額です。第八に、地方創生臨時交付金の年度間流用、柔軟運用、配分基準の見直しおよび増額・制度継続です。

当面のコロナ対策と地方財政の動向として、新型コロナ対策予備費の執行が注目されます。２０２1年3月23日、政府は以下の予備費使用を行い、残額は５０８０億円となりました。個人向け緊急小口資金等の特例貸付３４１０億円、子育て世帯生活支援特別給付金２１７５億円、新型コロナウイルス感染症対応休業給付金２９４億円、孤独・孤立対策に取り組むＮＰＯ等への支援46億円、政府による対策の広報の強化50億円、新型コロナウイルス対応地方創生臨時交付金1兆５４０３億円、コンテンツグローバル需要創出促進事業費補助金３１５億円。このうち地方創生臨時交付金１・５兆円は時短要請に対する協力金の追加です。政府の広報強化に50億円も使う一方、ＰＣＲ検査（モニタリング検査）の予備費使用は81億円にとどまっています。

２０２１年度において自治体の裁量で使えるのが地方創生臨時交付金の内閣府における繰り越し分です。各自治体が内閣府に繰り越し分として報告した額が各自治体の２０２１年度の限度額となり、４月以降にあらためて実施計画を作成することになります。住民参加でコロナとたたかう実施計画づくりが期待されます。

また、２０２１年度の新型コロナ対策予備費５兆円をどう使うかが重要となります。このまま第４波の感染拡大が続いた場合、時短要請の協力金に使われることが予想されます。検査の戦略的活用を中心とした対策を実効性をもって進めることがなければ、対処療法的かつ不十分な経済対策に予備費が使われ、ワクチン接種による感染拡大抑止が効果をあげるまで感染の波が繰り返され、健康被害と経済被害の拡大が続くおそれがあります。

コロナ対策の財源確保については、自治体の自助努力だけでは限界があります。特に、医療機関への減収補てんを含む経営支援やＰＣＲ検査の抜本的拡充、さらには休業要請を行う場合の国による補償金の制度化と財源保障に関しては、国の予算措置が求められます。さらに、国と地方の大幅な税収減のなかで、新型コロナウイルス感染症対策に係る財政需要の増加、職員体制強化も含めた財政需要を満たしながら、自治体が安定した財政運営が行えるよう、地方一般財源総額の確保、拡充が必要です。

(2) 自治体の新型コロナ対策と財政運営の課題

新型コロナ対策における政策の失敗のなかで、中央政府の縦割りの弊害が明らかになっています。ＰＣＲ検査の抑制や国立感染研の情報独占（ゲノム解析等）では厚労省と文科省の縦割りのなかで、大学・研究機関の資源の活用が遅れました。自治体においても、国の指示待ち、都道府県の指示待ちでは縦割りの弊害を克服できません。地方自治の総合調整機能を発揮し、縦割りの弊害を克服する必要があります。

自治体は第４波への対応として、緊急包括支援金や地方創生臨時交付金など国の財政措置をフル活用することは言うまでもありません。それと同時に、職員体制の整備、強化、医療機関への財政支援、地域経済対策、雇用対策などの課題に対して国の財政措置が不十分な場合に、自治体独自の財源確保が求められます。その際、いかに既存事業を見直し、減額補正することで独自事業の財源を確保できるかが鍵になります。コロナ禍のなかで、これまでの自治体行財政のあり方を見直し、優先すべき必要な事業の積上げと既存事業の見直しを総合的に進めるプロセスの確立が期待されます。また、こうしたプロセスにおいて住民参加を図っていかねばなりません。

補論：緊急事態宣言解除後の対策のあり方

(1) 政府の感染拡大防止策の5本柱は実効性に問題

緊急事態宣言の解除にあたって、政府は感染拡大防止策の5本柱として、①飲食の感染対策、②変異株対策の強化、③モニタリング検査など感染拡大防止策の強化、④ワクチン接種の確実な推進、⑤医療提供体制の充実、を打ち出しました。しかし、これらの対策の実効性については説得力のある説明がなされないままでした。①飲食の感染対策については、ガイドラインの見直し・徹底、AIカメラやCO2センサなどの新技術導入、歓楽街などでの感染拡大の予兆の探知・集中的PCR検査、改正特措法の活用が示されましたが、問われるのはこれまでの対策の科学的評価にもとづく実効性のある対策です。②変異株対策については、依然として水際対策は変異株流行国からの入国に3日間の指定施設での待機などを追加したにとどまり、基本的には自宅待機を求めることを継続しています。③感染拡大防止策については、行政検査、モニタリング検査、民間検査を有効に組み合わせて実施するとしていますが、ここでも問われるのは実効性です。厚労省は3月22日、都道府県・保健所設置市・特別区への事務連絡「4月以降の高齢者施設等の検査について」を発出し、歓楽街のある大都市がある都道府県等において、4月から6月までを目途に、高齢者施設等の従事者等の検査の集中的実施計画検査の策定・実施をお願いしていますが、その対象や検査方法、頻度などは自治体任せであり、取り組みの好事例（頻度、検査方法等）等を示すとするにとどまっています。また、財源措置も全額国費負担が明確ではありません。行政検査の場合、法定で2分の1国庫負担となっており、2分の1地方負担分については地方創生臨時交付金の算定基礎に含め、地方単独事業に活用できるとしています。結局、地方負担はあるが、その同額だけ地方単独事業の財源を増やせるということであり、地方負担がゼロになるわけではありません。国が自治体任せなっているなかで、都道府県や保健所設置市の検査に対する科学的根拠にもとづく戦略と実行が問われています。その際、高齢者施設等だけでなく、保育所・学校等にも対象施設を広げるとともに、従業者だけでなく、新規入所者等にも広げ、従業者には週2回程度の頻回実施が求められます。④ワクチン接種については、現時点ではファイザー製ワクチンの輸入に対するEUの輸出許可制度による制約があるとともに、接種体制の整備が課題となっています。⑤医療提供体制については、相談・受診・検査体制の強化、病床確保、および宿泊療養・自宅療養の改善を打ち出していますが、特に病床確保等について、国及び自治体の連携のもと、医療関係者等と協議しつつ、5月中までに病床・宿泊療養施設確保計画を見直すとしており、第4波に間に合うかが懸念されます。

(2) 経済支援についての一定の改善

緊急事態宣言解除後の経済支援策については、大きく(1)厳しい影響を受ける方々への経済支援策と(2)経済対策の迅速かつ適切な執行の2つの柱からなっています。(1)厳しい影響を受ける方々への経済支援策については、①緊急事態宣言の影響を受ける事業主への迅速かつ円滑な支援として、時短要請に応じた協力金、および時短要請等の影響により売上の減少した中小事業者への一時支援金など、②企業の資金繰り支援等については、実質無利子・無担保融資の拡充（民間は3月末まで、政府系は当面2021年前半まで）など、③雇用支援・職業訓練の強化（雇用調整助成金の特例措置は4月末まで継続し、5月～6月は段階的に縮減するとともに、感染が拡大している地域や業況が厳しい大企業に特例）、④生活困窮者等への支援として、個人向け緊急小口資金等の特例貸付、住宅確保給付金の再支給を6月末まで継続、低所得子育て世帯に対する特別給付金の支給、償還免除付のひとり親世帯住宅支援資金貸付の創設、NPO等をつうじた孤独・孤立、自殺対策等となっています。

以上のように経済支援策には一定の改善がみられますが、多くの支援策が6月頃までに終了することや、持続化給付金等が盛り込まれていないなどの問題が残っています。

⑶　第4波の様相と大阪府・兵庫県・宮城県への「まん延防止等重点措置」の適用

政府による実効性のある対策がないままで緊急事態宣言解除から一定期間が経過し、感染の下げ止まりから拡大の局面に移行し、第4波の様相をみせてきました。特に、兵庫県・大阪府の感染急拡大には感染力が高い変異ウイルスが影響しているとみられています。4月1日、政府は大阪府・兵庫県・宮城県への「まん延防止等重点措置」（4月5日から1か月間）の適用を決定しました。対象となる大阪市、神戸市、尼崎市、西宮市、芦屋市、仙台市の6市においては、法令規定事項として、飲食店に対する20時までの時短要請あるいは時短命令が行われるとともに、マスク着用等の感染防止措置を講じない客の入場禁止等を飲食店に要請するとしています。それに加えて、都道府県が行う取り組みとして、飲食店の見回り・働きかけの徹底、飲食店におけるカラオケ設備の利用自粛の要請などを打ち出しました。

経済支援策については、緊急事態措置の地域やまん延防止等重点措置地域に対する協力金を一律支給をあらため、中小企業には売上げに応じて1日3万円から10万円（ただし、5月5日までは下限1日4万円）、大企業は売上減少額に応じて1日最大20万円が支給されます。また、まん延防止等重点措置の影響により売上が半減した中堅・中小企業への支援として、個人で月10万円、法人で月20万円を上限に一時支援金が支給されます。

さらに、4月9日には、東京都、京都府および沖縄県に対する「まん延防止等重点措置」（東京都は4月12日から5月11日まで、京都府・沖縄県は4月12日から5月5日まで）の適用が決定されました。

第4波を抑え込むためには、休業・時短要請のみに頼るのでなく、①飲食を伴う施設、福祉施設、事業所等のリスクのある施設の感染防止対策の徹底とそのための財政支援、②入国者への指定施設での一定期間待機を徹底するなど空港検疫の強化、③医療機関・高齢者施設、保育所・学校等の定期的頻回検査の明確な方針確立にもとづく実施と全額国庫負担による財源保障、④モニタリング検査や下水検査などから感染集積地の特定と集中的な面的大規模検査・感染防止策の徹底、⑤変異ウイルスの全数遺伝子解析とそれにもとづく対策強化、⑥ワクチン接種計画と体制づくり、⑦地域における医療機関と行政との連携にもとづく役割分担と病床確保などスピード感をもって進めていくことが喫緊の課題となっています。また、持続化給付金、医療機関の減収補てん、雇用調整助成金の特例措置などの経済支援の6月以降の継続など、事業者や国民が先を見通せ、安心して感染防止を行えるような経済支援が必要です。

付記

本稿の脱稿後、東京都、大阪府、兵庫県及び京都府を対象に4月25日から5月11日までの17日間の緊急事態宣言が発出されました。住民のいのちとくらしを守るために、検査・検疫・補償・支援などの抜本的な改善はまったなしの課題となっています。

また、東京オリンピック・パラリンピック開催への固執がコロナ対策への重大な障害となっていることから中止の判断をすべきです。

（2021年4月26日）

参考文献

片山善博『知事の真贋』文春新書、2020年。
金子勝『人を救えない国　安倍・菅政権で失われた経済を取り戻す』朝日新書、2021年。

唐鎌直義「コロナ対策にみる公衆衛生の現状と弱者切り捨て社会」『経済』２０２０年9月号。

黒木登志夫『新型コロナの科学　パンデミック、そして共生の未来へ』中央公論新社、２０２０年。

徳田安春『新型コロナウイルス対策を診断する』カイ書林、２０２０年。

平岡和久・森裕之『新型コロナ対策と自治体財政』自治体研究社、２０２０年。

平岡和久『人口減少と危機のなかの地方行財政』自治体研究社、２０２０年。

平岡和久「新型コロナ対策と自治体財政」『住民と自治』通巻６９０号、２０２０年10月、7―11頁。

宮本憲一『新版　環境経済学』岩波書店、２００７年。

第Ⅱ部

新型コロナウイルス感染症に向き合う自治体の取り組み

1

東京都世田谷区
自治体として立ち向かう——ＰＣＲ検査体制の拡充

保坂展人

はじめに

新型コロナウイルス感染症は、２０２０年1月に日本でも感染が確認され、クルーズ船「ダイヤモンドプリンセス号」の船内で拡大した感染の勢いは、これから日本でも何が起きるのか予告するようで、不安にさせるものでした。世田谷区内でも、3月末から感染が拡大（２０２1年5月11日現在、累計陽性者1万１１０８名）し、私のもとに毎日届けられる保健所からの報告書等で、たちまち机は一杯となりました。コロナ禍が続く中、週末の過密スケジュールで巡ったイベント等は中止か延期になるなど、私の日常も一変しました。

昨年の3月末から4月にかけて感染が急拡大した際、保健所の相談電話回線は3回線しかなく、「保健所に電話がつながらない」「ＰＣＲ検査が受けられない」という不安の声が渦巻きました。追って4回線、8回線と回線を倍増させて、相談に対応する人員も増強していきました。このように保健所機能の強化など、1年以上、ほとんどの時間を新型コロナウイルス感染症対策に費やしてきました。

1　医療機関との連携と支援

4月7日に安倍首相が最初の「緊急事態宣言」を出した日の19時、世田谷区役所では「世田谷区新型コロナウイルス対策に伴う医療機関情報連絡会」を開催していました。コロナ診療にあたる各病院や区内の世田谷区・玉川両医師会会長、保健所をはじめとする区の関係部署が緊急に集まり、コロナ診療の最前線で何がおきているかを直に聞きとる情報交換を行いました。病院からは、コロナ治療をやればやるほどに経営が逼迫されていることや、院内感染の心配が大きいとの意見が出され、また、両医師会からは具体的な提案がなされました。

すでに感染拡大によって保健所だけで対応できる段階ではなく、保健所にきた感染疑いのある方を医療機関の「発熱外来」に紹介してPCR検査を行っていました。会議の中で「医師会としてもPCR検査センターができるなら協力したい。」という発言があり、これを契機として翌日の4月8日には「PCR検査センター」が世田谷保健所によって開設されました。ここに、世田谷区医師会も駆けつけて共に検査を担っていただきました。4月30日からは区と世田谷区医師会が協定を締結し、5月1日から「地域外来・検査センター」として保険診療を適用して民間検査機関に検体を出して、スピーディーに検査結果を得ることができるようになりました。また、医療機関からは「PCR検査だけでなく、症状が疑われる方は、同時にCT画像診断もした方が良い」という指摘もあり、5月18日には検査センターにCTの機器を入れ、PCR検査の結果が出る前でも、医師が必要と判断した場合にはCT画像診断を行い、肺に特有の影があるなど新型コロナウイルス感染症特有の症状がある場合、はやく診断ができる体制を整えました。こうして、世田谷区では早い時期から、感染の疑いがあれば診療や相談の当日、もしくは翌日には検査を受けることが可能となりました。

2　新型コロナウイルス感染症対策を自治体が変える！

２０２０年7月27日、世田谷区の新型コロナウイルス感染症対策本部で行なった有識者との意見交換会のメンバーである東京大学先端科学技術研究センター児玉龍彦名誉教授は、自ら「世田谷モデル」と名づけて、①PCR検査の思い切った拡充、②介護、保育等、社会機能維持のために欠かすことのできない仕事に就いている人たちに対する「社会的検査」を提案しました。また、これまでのPCR検査能力を一桁増やすことをめざして、PCR検査の手法も、複数の検体を同時に検査する「プール方式」を採用することで、コスト減やスピードアップを実現する、という内容でした。

検査数を1桁増やすには、新たな手法の導入が必要です。児玉名誉教授が提案した手法の1つが、オートメーションで大量計測ができる検査機器の導入です。もう1つは「プール方式」の導入です。

検査機器に1人分の検体をかける通常の検査と違って、1本の試験管に複数分の検体を入れて計測するというもので、この手法を利用することで、1度に大量の検査が安価でできるというメリットがあります。児玉先生の提案は、介護・医療・保育等の施設に先回りをして職員に検査を実施する「社会的検査」を導入するものです。

病院の院内感染や社会福祉施設の施設内感染は、クラスター化しやすく、いったん発生すると感染者が大きく広がり、また高齢者が多く感染することから死亡率も高いことが分かっています。集団感染を効果的に防止することに、感染防止対策の中での優先順位を高く置く必要があると考えました。7月から8月にかけての感染第2波は予想外の速さで訪れましたが、国の方針を見ていても「PCR検査」を増やしていく意志と具体性が感じられませんでした。国の準備を待っていたら、住民不安が増幅します。一刻も早く社会的検査をスタートさせるべく、早速体制を整え準備を始めました。

3　高齢者施設を守る「社会的検査」

高齢者施設や医療機関内での集団感染が、新型コロナウイルス感染症の死者の約半数を占めています。昨年夏、児玉名誉教授が提唱する「世田谷モデル」を発表したところ大きな反響が広がると共に、意外なことに「反対論」も激しく渦巻きました。テレビ番組によっては、「世田谷区92万人の検査は非現実的」「区民全員に終えるのは3年」などの悪意ある歪曲をしながら、非難・攻撃してきた番組もあります。ニューヨークの街中で行われていたハードルの低い検査体制は紹介しましたが、区民の全員検査等は打ち出していません。

大きな課題だった「財源」については、意外と早く進展しました。2020年8月下旬には、厚生労働省が「感染拡大地域では、医療機関や高齢者施設の職員や入院者・入居者に定期検査をすること」を方針として、安倍前首相の辞任時の記者会見（2020年8月28日）で表明しています。その後、9月15日に全国の保健所設置自治体にこの方針を通知した上で、「財源は国で負担する」ことを明らかにしました。

4 「社会的検査」に「定期検査」「随時検査」を

2020年10月から社会的検査を開始しました。高齢者施設を中心に、感染者が出ていなくてもPCR検査を行う社会的検査は、当初は施設ごとに巡回していく「定期検査」のみを考えていましたが、世田谷区の介護施設・事業所だけで1200か所以上あり、一巡するだけで相当の時間がかかってしまうというところが、難点でした。

数か月かけて「定期検査」を終えるだけで、検査前の施設で次々と感染例が発生することが予想されました。事実、2021年4月18日に世田谷区でまとめた分析報告書によると、社会福祉施設で感染例の出た379か所中、高齢者施設は185件に及びます。そこで、社会的検査の中に「随時検査」という枠組みをつくり、感染例がでた施設で働く職員・入居者を保健所の検査が終了した後で施設訪問して検査する制度を設けました。また、家族が濃厚接触者となって健康観察になったり、自分が感染した危険性を感じる時に名乗り出た施設に対しても検査が行えるようになりました。

5 「臨時仮設フレーム」で社会的検査

この社会的検査を誰が担うのかが問題でした。すでに感染者増により、過度な負担が集中して、保健所業務がひっ迫していました。これ以上の負荷をかけるのは無理です。世田谷区で制度設計したこの社会的検査は保健所を使わない「臨時仮設フレーム」を構築して対応することにしました（**図1－1**参照）。これは、社会的検査の最大の特徴であります。対象施設への案内から、検体採取、検査結果の返送、陽性者が出た場合の陽性者への聞き取り調査等は保健所ではなく、委託する業者にその作業をお願いし、保健所に負担を掛けさせないスキームを組みました。

保健所に極力負荷をかけないだけでなくて、保健所をサポートする機能も加えました。随時検査の実施が高齢者施設や保育園等の施設内感染が起きた時に、保健所が濃厚接触者を特定する作業を省いて、施設内の全員検査を実施したことで、保健所の負担軽減にもなりました。また、感染拡大時には、社会的検査チームが「定期検査」の予定を止めて、症状のある感染を疑われる方の検査に

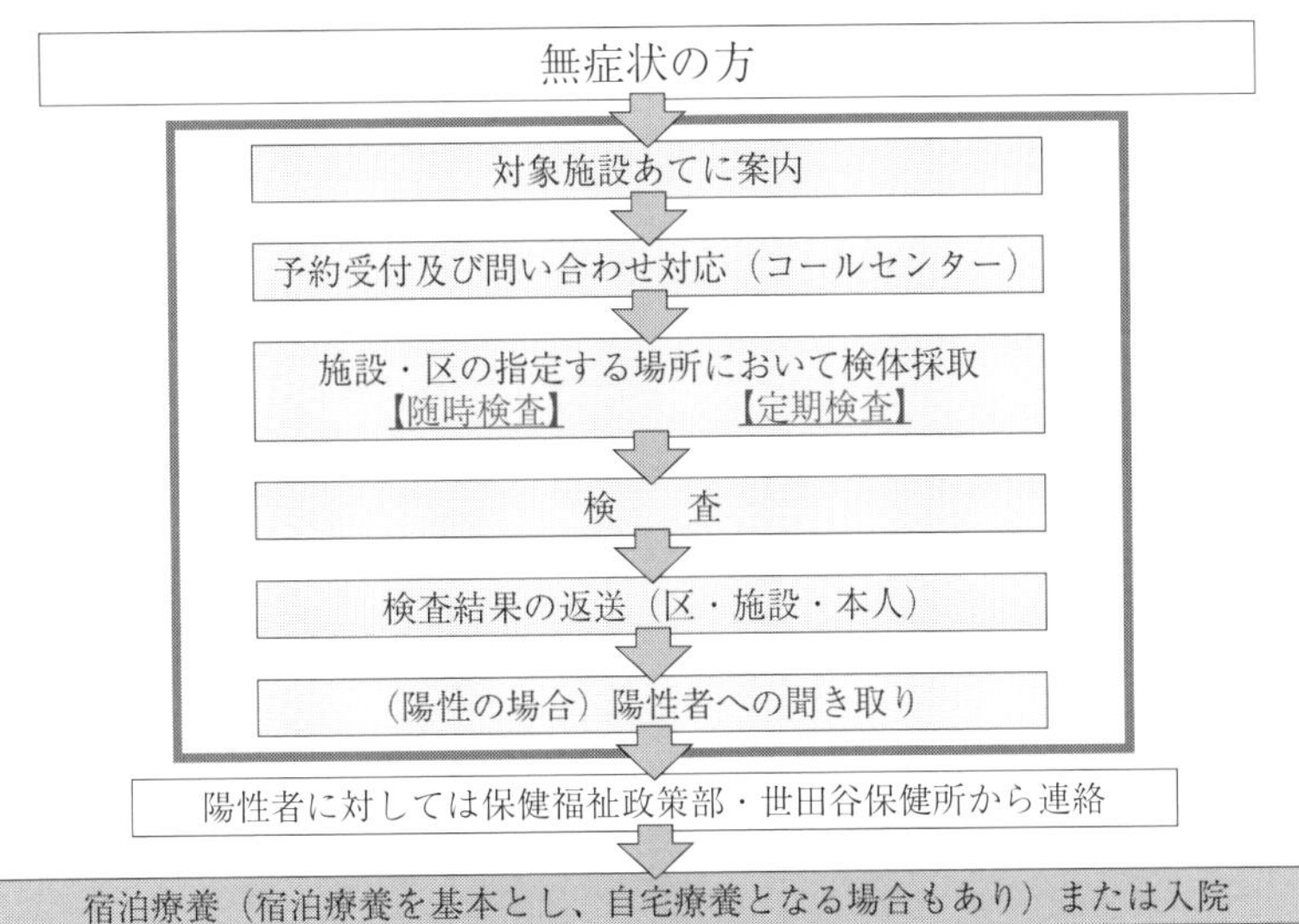

図1-1　保健所の負担を軽減するフレーム（社会的検査）

出所：東京都世田谷区新型コロナウイルス感染症に関するまとめ資料。

も即応するということも確認しあっていました。現実に、第三波の12月になると、心配していた高齢者施設での感染事例が相次ぎ、「定期検査」を止めてでも現場に急行する「随時検査」が激増しました。

一方で、高齢者でハンディのある入居者の介護は続けなければならなくなり、切り抜けるためには大変なハードルを越えなければなりません。

現実に、全国各地では高齢者施設での集団感染は頻発していて、病院内の院内感染と共に感染率を押し上げ、重症化に至るケースが数多く報告されています。高齢者の生命を守り、感染拡大を防ぐため社会的検査は動き出しました。

6　工夫を凝らしながら走り始めた社会的検査

２０２０年10月からの社会的検査は、走りながら対象者を拡充し、また実施期間も延長するなどさまざまな工夫をこらしながら進めてきました。

社会的検査を開始してすぐの頃、定期検査を実施した際、無症状にもかかわらず特別養護老人ホームの職員13人と入所者２名の、合わせて15名の陽性者が確認されました。当初は高齢者施設で働く職員のみを検査対象としていましたが、こうして入所者にも感染が広がることから、高齢者の重症化を防ぐという本事業の目的を踏まえ、定期検査において、職員に加え「特別養護老人ホーム等の入所者」を追加することにしました。

入所施設で感染が広がった結果、施設の継続が困難となった場合、代替施設の確保が難しくなるなど、入所者やそのご家族などの生活への影響は計り知れません。このような状況を未然に防ぐためにも、保健所の検査とは異なる社会的検査という仕組みを世田谷区独自で立ち上げ、感染予防とクラスター化を防止するために、希望する施設の定期検査と、感染者が出た施設の職員・入居者全員を検査する随時検査と合わせて力を入れてきました。

表1－1　社会的検査の対象者と検査件数

<table>
<tr><th>（拡充後）</th><th colspan="2">対象者</th><th>定期検査（想定件数）</th><th>臨時検査（想定件数）</th></tr>
<tr><td>介護事業者</td><td>職　員
約 19,000 人</td><td rowspan="3">入所者
約 12,000 人</td><td rowspan="3">26,000 件
（複数回実施）</td><td rowspan="5">4,000 件</td></tr>
<tr><td>障害者施設</td><td>職　員
約 3,000 人</td></tr>
<tr><td>一時保護所等</td><td>職　員
約 400 人</td></tr>
<tr><td>保育園
幼稚園</td><td colspan="2">職　員
約 11,000 人</td><td rowspan="2">—</td></tr>
<tr><td>小中学校
新 BOP</td><td colspan="2">職　員
約 12,500 人</td></tr>
<tr><td></td><td colspan="2"></td><td colspan="2">合計 30,000 件
（スクリーニング検査を含む）</td></tr>
</table>

出所：図1－1と同じ。

7　社会的検査の対象と検査件数

ここで、社会的検査の対象者と検査件数のおさらいをしておきます（**表1－1**）。事業開始当初（令和2年10月）は介護事業所や障害者施設等の職員を対象にして受検率8割を見込み、約2万3000件の検査を実施すべく、事業を開始しました。

11月下旬からは小中学校と新BOPの教職員1万2500人を随時検査の対象に追加しました。12月には特別養護老人ホーム等の入所者1万2000人を定期検査の対象とし、また、介護事業所の職員の対象者も拡充させ1万9000人とし、さらに実施期間も延長しました。

対象者を増やしましたが、スクリーニング検査（後述）を7000件追加し、検査数も2万3000件から増加し合計3万件に増やしました。

8　スクリーニング検査（プール方式）の導入

社会的検査を開始してまもない頃、介護事業所等の通所と訪問事業所等の職員の方々は、短時間勤務であったり、自宅と利用者宅の往復であったりと、所属する事業所に出勤する機会が少ない方が多くいると聞きました。

このような勤務形態の場合、定期検査で事業所を訪れたとしても、それに合わせてシフトを組むことが困難で、検査に結びつきづらいということを伺いました。そこで医療従事者の立ち合いを必要とせず、自分の都合のいい時に、自力で唾液を採取してもらい、これを回収して、まとめて検査するスクリーニング検査を定期検査として導入することとしました。

対象事業所には検体採取キットを事前に送付し、回収も検査機関が直接行います。可能な限り職員一人一人や事業所の都合に合わせて検査を受けていただけるよう、準備を進めました。また、スクリーニング検査については、検査費用を少しでも抑えるため、プール方式による検査を導入することとしました。プール方式については、導入を決定した際、まだ国から行政検査として認められていませんでしたが、先行的に導入をし、世田谷区独自の検査体制を構築してきました。実は東京都に国の予算を使わないことを条件に、検査を全額助成する制度があったのです。この検査の費用は、全額東京都の補助金を充当することで調整しました。

9　田村厚生労働大臣への申し入れ

第3波の感染拡大のさなか、私は厚生労働省を訪ねて、田村憲久厚生労働大臣に向かい合っていました。

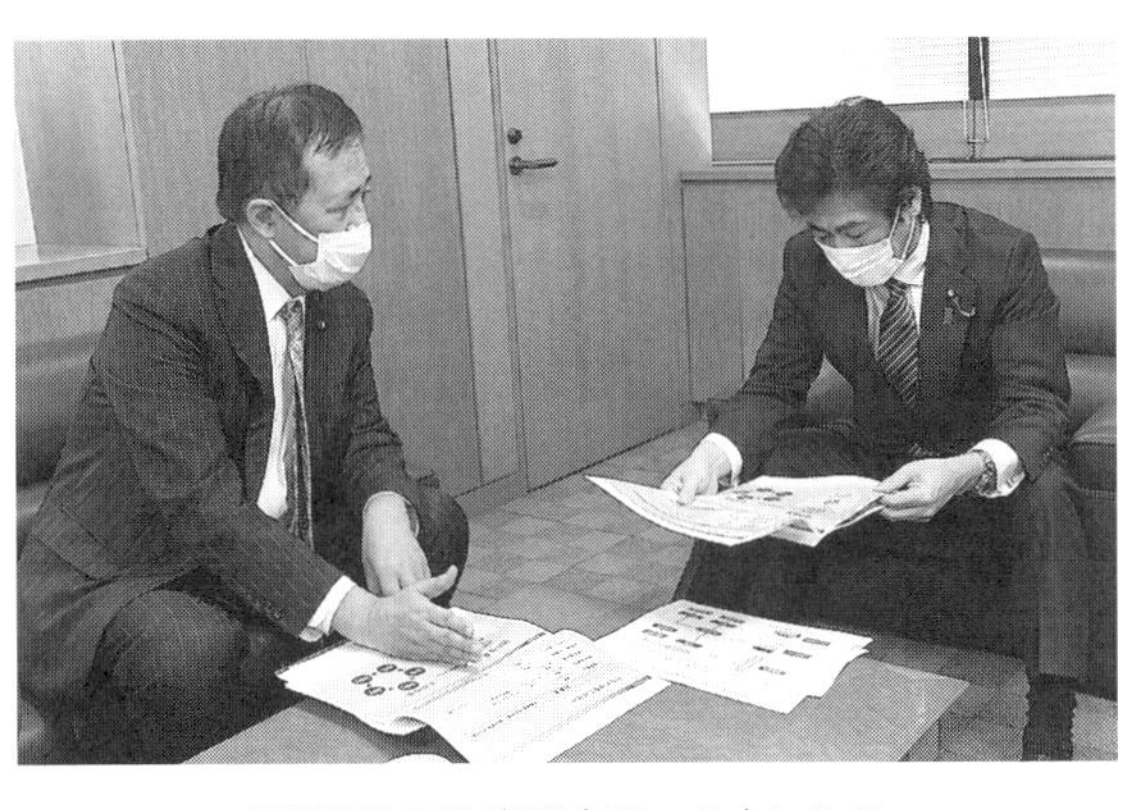

田村憲久厚生労働大臣への申し入れ
出所：東京都世田谷区役所撮影。

昨年、大臣に就任される前に自民党コロナ対策本部長だった時代から連絡を取り合い、社会的検査について協力を要請してきた結果、かなり早い時期に厚生労働省は、世田谷区の計画する介護施設等への先回り検査＝社会的検査を認めました。

厚生労働省は、「感染拡大地域では、高齢者施設等の職員や入居者に対する定期的な検査」の必要性を認め、全額国費で算定すると9月には表明しています。「ただしプール方式を除いて」という制約条件付きでした。

複数の検体を1本の試験管に入れて検査を実施するプール方式は、東大先端科学研究所センターの児玉名誉教授が中心となって、8月の炎天下に下北沢で商店街や住民、演劇関係者を対象として、350人のPCR検査（全員陰性）を実証実験のために行い、10月には「実証研究報告書」を提出していただきました。4人をまとめて検査するプール方式で、単体で検査した時と同様の結果が得られたので信頼性が実証されたという内容でした。

11月、私は田村大臣と連絡を取り、厚生労働省にこの「実証検証報告書」をもとに、「プール方式」の検討を深めるように依頼しました。田村大臣への要請は、「プール方式」排除を見直すように、国として早期に承認するようにという件でした。「なるべく早くやりたい。1月の終わりか2月には」と田村大臣は答えていましたが、その言葉通り、1月22日に厚生労働省は「プール方式」を承認しました。

これで、世田谷区で昨年の夏に提唱した「社会的検査」と「プール方式」は次々と国が認めて制度化したことになります。

2月8日、「緊急事態宣言」の延長にあたって菅首相からは、感染拡大地域の都道府県では、高齢者施設にPCR検査を実施する計画を作成すべしとの見解も初めて示されました。それだけ、高齢者施設でクラスターが続発している事態を踏まえたものと思われます。

すでに、札幌市や大阪市等の政令指定都市や、香川県、埼玉県等の都道府県に介護施設等への社会的検査は勢いよく広がっています。「プール方式」も活用されることになり、限られた財源を効果的に使う感染拡大防止に寄与するものと考えています。

一方で、介護施設等を新型コロナウイルス感染症の拡大から守るため、施設内の感染予防対策を徹底することが重要です。とりわけ、重症化リスクの高い介護サービス事業所に対し、区長としての手紙を送りました。文中、社会的検査の受検勧奨や、希望する施設への感染症アドバイザーの派遣、オンライン研修配信などの事業を紹介させていただきました。この手紙はＮＨＫでも取り上げられ、反響を呼びました。

10　社会的検査の実績とその効果

２０２０年10月から開始しました介護事業所や障害者施設などを対象にした「社会的検査」ですが、５月11日時点で、延べ１０００か所を超える施設に対し、1万８８００人以上の方に検査を受けていただき１１９名の陽性者を早期に発見することができました。年末年始に区内の感染者が急増した際には、社会的検査を担当するチームが保健所と連携して、感染者の発生した介護施設や保育園等の関係者、多人数を一斉検査するために出向き、施設内の感染拡大を防ぐことができました。

社会的検査を受けた施設の方のお話を伺うと「早い段階で対処ができ、利用者の症状が重篤になる前に判明したことにより、より早い事業の回復ができた」「積極的に検査に取り組んだこともあり、陽性者が出ても利用者の方や同業の方などからの励ましの言葉が多く寄せられた」など、社会的検査の効果を前向きに評価するお声もいただいたところです。

２０２１年３月26日の記者会見で社会的検査の分析結果を公表しました。無症状者のうち、34・

6％がマスクなしでの会話や会食でも簡単に感染させてしまう「感染力の強いタイプ」だったのです。そして、そのうち8割が高齢者だったことも分かりました。高齢者でも、感染したことを自覚することなくウイルスを拡大させてしまうことがあることがデータからも示されました。こうした人たちを早期に見つけて、治療につなげることで施設内クラスターを未然に防ぎ、また施設運営を維持することができます。さらに、定期検査を受けようとする施設は、事前に感染症対策を実施しているため、感染予防の効果があるなど目に見えない成果もあがっています。その後は2か月に1回定期検査を行っていますが、今後は1か月程度に1回へと期間を短縮し、さらに東京都や民間の事業を活用して、この頻度を2週間に1回へと短縮していきたいと考えています。

おわりに

このウイルスとのたたかいの終わりはまだ見えていません。しかし、私たちは知恵を絞り、社会的検査など効果的な対策を行い、世界から見ればある程度ウイルスを封じ込めることができたかもしれません。また、高齢者からワクチン接種も始まり、少しずつではありますが希望もみえてきています。再び世界中がコロナ前の生活を取り戻すことができるよう願うとともに、引き続き区民の生命や健康を守るため全力を尽くします。

（2021年5月11日）

2 広島県 新型コロナウイルスの社会的ＰＣＲ検査の取り組みについて

大野正喜

はじめに

本稿は首都圏1都3県の緊急事態宣言の2週間延長後、「リバウンド」第4波の兆候の見えるころ（2021年3月末）に書いています。ここにきてやっと政府は高齢者施設での集中ＰＣＲ検査の実施を強調するなど新型コロナウイルス感染者のうちの無症状感染者を対象とする社会的ＰＣＲ検査の必要性を認め始めています。診断・治療や疫学調査としてのＰＣＲ検査ではなく、感染拡大の担い手である無症状感染者を隔離し保護するなど感染を抑え込む取り組みとして、大規模な社会的なＰＣＲ検査はますます重要です。

広島県では第1波の経験を踏まえ、県と医師会が協力して2020年8月に唾液によるＰＣＲ検査協力医療機関を募り、10月には広島市内に2か所、医療・介護従事者を対象とするＰＣＲ検査センターを設置し、その後、飲食店従事者等にも対象を拡大しました。

ＧＯ ＴＯトラベルキャンペーンの影響もあり、２０２０年12月から２０２１年1月、広島県・市は「準緊急事態」に該当とされるような感染拡大の事態に直面しました。

広島県は２０２１年2月の県議会臨時会において２０２０年度補正予算で約10億円を組み、広島市内4区（中区、東区、西区、南区）の住民と就業者の約80万人を対象とするＰＣＲ検査の実施を決めました。

広島県内・広島市内の感染者数が減少した２０２１年2月に、県は広島市中区の住民と就業者を対象に絞って試行的に集中ＰＣＲ検査を行いました。無症状者に焦点を当てた検査で陽性者4人（2月19日～26日、住民と就業者の受検で陽性率０・06％）を発見できたことに大きな意義がありました。

２０２１年4月1日から無症状者に検査を促すため、県は県内5か所のＰＣＲセンターと広島市内２０４の指定薬局において全県民と県内の働く人を対象に無料のＰＣＲ検査を可能とする、全国初の試みを実施しました。

広島県民主医療機関連合会（以下、広島県民医連）や広島県生活協同組合連合会（以下、広島県生協連）など諸団体や地域住民の要望の後押しもあり、県は医師会と協力して、予算措置を取りながら積極的に社会的なＰＣＲ検査の拡大に取り組んでいます。

なお広島県・広島市の人口規模は左の通りです。

広島県　２０２１年2月1日現在の推計人口　２７９万８０４人

広島市　２０２１年2月1日現在の推計人口　１１９万８０２１人

1　広島県における新型コロナウイルス感染者数の推移

広島県における感染者数の推移は**図2－1**を参照ください。広島県での最初の感染者は広島市で2020年の3月6日でした。その後、4月をピークに第1波の感染拡大では介護施設や障害者施設などでのクラスターが中心でした。いち早く医師会をはじめ広島県民医連などが県や市にPCR検査の拡大を要望しました。これに対して県は予算措置など積極的にPCR検査を拡大する姿勢を示しました。

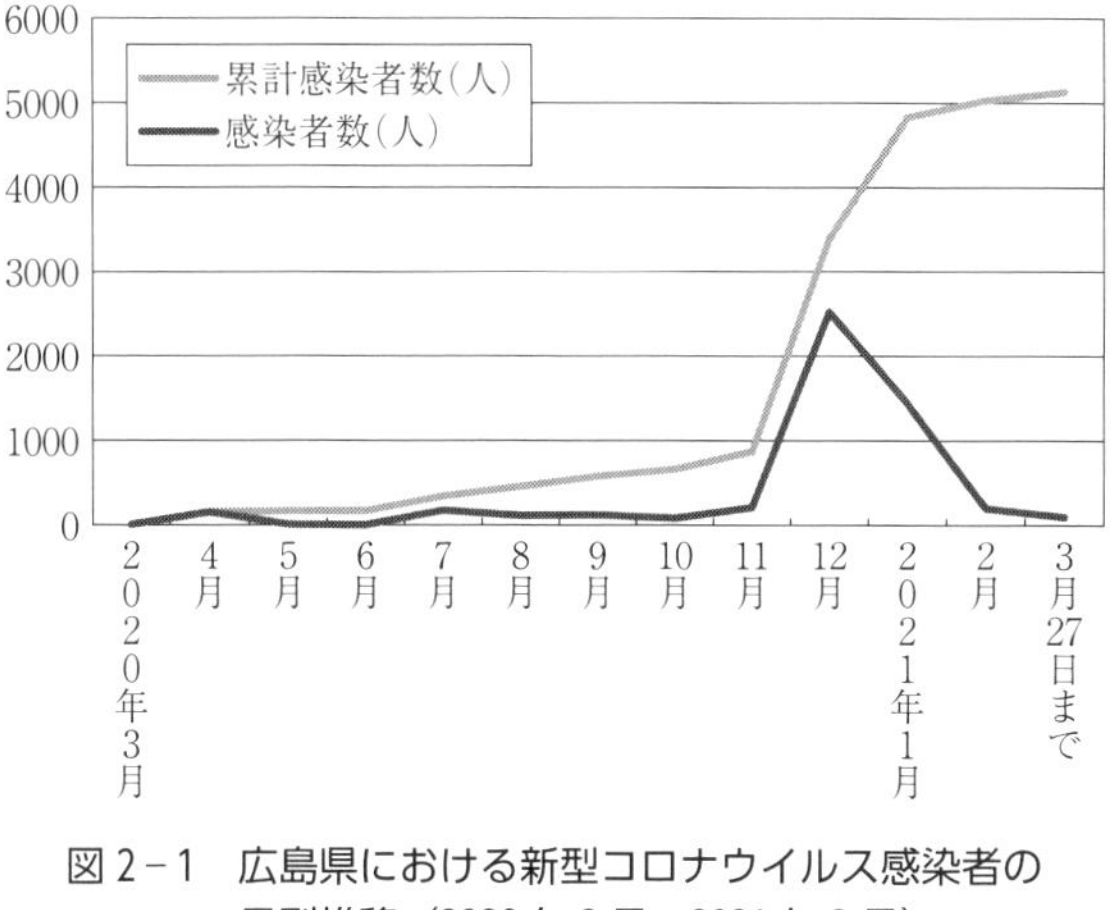

図2－1　広島県における新型コロナウイルス感染者の月別推移（2020年3月～2021年3月）

出所：筆者作成。

第2波では県は2020年8月に医師会と協力して唾液によるPCR検査を実施するために県内の医療機関からの協力を募りました。9月には1000を超える医療機関が協力に応じました。発熱者など有症状者で医療機関への受診者に対して、保健所を通さなくても医師の判断による行政検査という枠組みでした。

県内の感染が落ち着いていた10月初めには広島市内の中四国地方では最大の繁華街に飲食従事者、医療従事者と介護従事者を対象とするＰＣＲ検査センターを設置しました。さらに広島市西区の広島西飛行場跡地にドライブスルー方式で医療従事者や介護従事者を対象にしたＰＣＲ検査センターを設置し、その後、飲食店や障害者施設等に検査対象を広げました。さらに福山市など県内５か所のＰＣＲ検査センターの設置へと拡大しました。

国によるＧＯ ＴＯトラベルキャンペーンによって11月の紅葉シーズンには安芸の宮島、世界遺産の原爆ドームなど観光客が増加しました。12月に入って広島市内を中心に急激な感染拡大、第３波を迎えました。２０２０年12月末には公的病院や複数の民間病院で院内クラスターが発生するなど急激な感染拡大に伴い広島市内のコロナ患者対応の病床がひっ迫し、年末年始の一般の救急受け入れも制限されるなど「医療崩壊」の危機に直面しました。感染者の自宅療養者が増加し、広島市内で容態の急変によって自宅で亡くなられるという痛恨の事例も生じました。

県は２０２０年12月12日から２０２１年２月21日まで「感染拡大防止集中対策期間」（第１次２０２０年12月12日～２０２１年１月17日、第２次１月18日～２月７日、第３次２月８日～２月21日）を設定し、県民に夜間の飲食を20時までに要請し、外出自粛、基本的な感染対策の励行などを呼びかけました。２０２１年１月中旬から感染者数は減少に転じ、２月末から３月中旬にかけて１日当たり１ケタの感染者数に抑えました。県は感染拡大が落ち着いた２月に広島市内の中区・東区・西区・南区４区（安佐南区、安佐北区、佐伯区、安芸区は対象外）の住民と就業者の約80万人を対象とした大規模なＰＣＲ検査の実施のため約10億円の予算を確保しました。感染者数が減少した状況を受けて、

２０２１年2月19日から広島市中区の住民と就業者の８０００人を対象としたＰＣＲ検査の集中実施を行いました。

３月に入り広島県内でも変異株による感染者の存在が確認されました。２月末から医療従事者へのワクチン接種が始まりましたが、変異株による感染拡大第４波が懸念されています。感染が落ち着いている時期に無症状者で感染が広がっていないかのモニタリングとしてのＰＣＲ検査の集中実施や感染者をいち早く発見する大規模検査を実施、すべての医療機関・高齢者施設での定期的なＰＣＲ検査の実施の意義はますます重要になっています。

2　広島県におけるＰＣＲ検査センターの設置とＰＣＲ集中検査の実施

(1)　広島県のＰＣＲ検査センターの設置

２０２１年３月３日時点で広島県では６か所（１か所は3月3日〜3月17日の期間限定）ＰＣＲ検査センターが設置されました。対象者は県内全域の高齢者施設・事業所、障害者施設・事業所、医療機関、理美容業、飲食店、消防署（救急隊員）、廃棄物処理業、鍼灸マッサージ業の従事者とその家族、取引業者となっています。

２０２１年３月31日現在、広島県内５か所のＰＣＲセンター、そのうち広島市内２か所のＰＣＲセンターは住民と就業者を対象としています。ウォークイン方式が広島市内繁華街の１か所、その

表2－1　広島県がPCRセンターで実施している検査の概要（2021年4月1日時点）

会　場	広島市内2か所	県内6か所
地　域	広島市	全県
対　象	県民と県内で働く人	
検査料	無　料	
開設時間	午前11時～午後3時	
予　約	午前10時～午後3時	

●広島県内のPCRセンターの開設場所と開設日（2021年4月1日時点）	
徒　歩	中央新天地集会所（広島市中区新天地）　毎日
ドライブスルー	県営広島西飛行場跡地（広島市西区観音新町）　毎日
	賀茂環境センター（東広島市黒瀬町）　月曜、木曜、土曜
	旧福山港フェリーターミナル駐車場（福山市新涯町2丁目）　毎日
	みよしまちづくりセンター（三次市十日市西）　水曜、金曜、日曜

※福山市のセンターは4月1日からの移転

●広島市の薬局での検査容器の配布、回収	
期　間	4月、5月
対　象	広島市民と市内で働く人
予　約	不要
指定薬局	市内204か所

出所：中国新聞2021年3月26日より筆者作成。

他4か所はドライブスルー方式です。いずれも事前の完全予約制、すべて検査料無料です。検体は唾液、15分程度で検査は終了します。ただし広島市の2か所以外の3か所は指定の仕事に従事する人とその家族を対象とする制限がありました。

転勤や進学などで往来や飲食の機会が増える時期にあわせて、無症状者の人に検査を促し、感染拡大をいち早くつかむため、県は4月1日から県内5か所すべてのPCRセンターと広島市内204の指定薬局において、全県民と県内で働く人を対象に拡大し、無料でPCR検査を受けることを可能にしました（表2－1参照）。

⑵　集中PCR検査の実施

２０２１年２月に実施された集中的なPCR検査は、無症状者に焦点を当てた検査です。必要な時に必要なエリアで市中の感染拡大のモニタリングとして位置づけられました。感染拡大の兆候をいち早くとらえて先手を打つ対策に有効と考えられています。

県は２月19日～２月21日の３日間、広島市中区に居住地を持つ住民（約13万７０００人）を対象に旧広島市民球場跡地（中区、ウォークインとドライブスルー）と16か所の指定薬局で実施しました。４人の陽性者を発見しました。陽性率０・12％と市中感染が拡大している状況ではないことが確認されました。受検者は１日目６７４人、２日目１３２３人、３日目１２４１人、合計３２３８人でした。ウォークインでの検体採取１６９６人、ドライブスルーでの検体採取６３７人、指定薬局で検体容器での検体採取６３７人でした。続いて２月24日～26日の３日間、中区で働く人向けの集中PCR検査が行われました。事前に３６００人近い予約がありました。実際には３３３５人が受検し、陽性者はゼロでした。住民だけなく就業者を対象としたことにも意義がありましたが、予約者の８割強の受検にとどまりました。

県は２０２１年３月11日に広島市中区で実施した前述の集中PCR検査の試行結果を発表しまし

た。住民と就業者の合計6573人で陽性率0・06％。受検者の年代は50代22・4％、40代19・2％、60代17・6％でしたが、30代13・5％、20代10・5％、10代1・4％と、若者の受検促進が課題となりました。県は若者の感染への警戒心の低さや感染した時の差別を心配する傾向が現れたとみています。また、20代未満に対しては薬局で検査容器を配り、検査会場への持参の仕組みが有効であったとしています。働く人の受検については、予約よりも実際の受検が下がったことは業務との調整が難しかったとみて、検査期間を長くとる必要性があると分析しています。

こうした試行的な取り組みを踏まえて、県は2021年4月12日～15日に広島市転入者を対象に広島市内の従来のPCRセンター2か所と薬局204か所（薬局は4月1日～5月27日）に加えて、特設会場としてJR広島駅や県庁、15大学の広島市内17キャンパスで無料のPCR検査を行うこととしました。県は2万人を想定しています。

(3) 医療機関、高齢者施設での検査

県は高齢者や障害者が入所する施設で社会的検査を実施しています。県内475施設を対象に職員に定期的なPCR検査、入所者へは必要に応じて抗原検査を行っています。3月15日時点で410施設、延べ1054施設で行われました。

広島県民医連などはクラスターを防ぐためにすべての医療機関の医療従事者への定期的なPCR検査を要求しています。県はすべての医療機関を対象にすると50億円程度の予算化が必要とし困難

としていますが、２０２１年３月23日時点で43医療機関（広島県の医療施設数４３９２、そのうち病院数２４８）で月１回の定期的なＰＣＲ検査を行っています。

２０２０年12月に院内クラスターが発生した広島県内のある病院では、大規模で集中的なＰＣＲ検査と感染拡大防止策の徹底によって短期間で感染拡大を抑え込みました。その病院ではわずか10日余りで医師・看護師など全職員と感染が疑われる患者にＰＣＲ検査を実施、その数は２０００件を超えました。陽性者の行動履歴を徹底的に洗い出し、濃厚接触者へのＰＣＲ検査と健康観察を実施しました。同病院のＰＣＲ検査は民間検査機関を活用した自主検査で病院負担が数千万円となりました。

感染の影響による受診控え等で大幅な減収が起こっている中小の民間病院では、国からの減収補てんがない中で、集中的なＰＣＲ検査費用の負担は経営的に困難です。院内クラスターを防ぎ、病床ひっ迫を回避し、地域医療を守るためにも、医療機関や高齢者施設におけるＰＣＲ検査を全額、国の負担で行うことが求められています。

3　広島県におけるＰＣＲ検査に関する取り組み報告のまとめ

広島県では、地域住民、諸団体のＰＣＲ検査拡大の要請が後押しとなって、県は医師会と協力して社会的なＰＣＲ検査の取り組みを進めました。広島県のＰＣＲ検査に関する取り組みを整理する

表2－2　広島県におけるPCR検査の取り組みの整理

症状あり	①身近なかかりつけ医での検査（唾液等による検体、県内1000超える医療機関）
症状なし	②高齢者施設や医療機関（一部）などでの定期的な検査（月1回）
	③PCRセンター（広島県内5か所）
	④PCR検査の集中実施（必要な時必要なエリアで）

出所：筆者作成。

と**表2－2**のようになります。

①発熱などの有症状者については身近な、かかりつけ医での検査となります。②高齢者施設・医療機関（一部）での定期的なＰＣＲ検査、症状のない県民には、③県内５か所のＰＣＲ検査センター、④必要な時必要なエリアでＰＣＲ検査の集中実施となっています。

２０２０年４月に当生協（広島中央保健生協）理事長や広島県民医連会長が県・市や医師会とＰＣＲ検査拡大や地域医療体制について懇談しました。県は財政措置などＰＣＲ検査拡大には積極的な姿勢を示しました。２０２０年９月に広島県生協連がＰＣＲ検査拡大等の要請で県と懇談を行った際にも前向きな回答でした。第３波の直前、２０２０年12月４日に県知事と県医師会長が「ＰＣＲ検査体制の拡充、過度な受診控えに注意」として対談を行っています。そこで県知事は「感染拡大を食い止めるためには、充実した検査体制が欠かせない」と冒頭で述べています。

広島県の１日当たりのＰＣＲ検査能力は、県が契約している県外の民間検査機関も含めると１日最大４６００件、２０２１年３月末には約５７００件まで増やす予定となっています。

県が飲食店への時短要請の協力金などの予算総額は３月末までで１４

9億円、ＰＣＲ集中検査の補正予算は約10億円です（２０２１年2月に中区で実施した集中ＰＣＲ検査の事業費は2億１７０万円）。ＰＣＲ検査の集中実施で無症状感染者を早期発見・保護し、市中での感染連鎖を断ち切る方が、営業の時短要請よりもコストがかかりません。

２０２１年4月以降、高齢者へのワクチン接種が進められます。医療機関には従来の感染対策に加えワクチン接種の業務が増えます。この両方を医療現場が遂行するためには、すべての医療機関への減収補てんを国が行い、地域医療の担い手である医療機関に財政支援する必要があります。コロナ禍にもかかわらず政府は75歳以上の高齢者の医療費窓口負担を2倍化する法案と病床削減する法案を国会で成立させようとしています。病気になっても医療費節約のためじっと受診を我慢する高齢者の重症化が今でも起こっています。発熱しても受診を控える、こうしたことが感染拡大の背景になることだけは避けなければなりません。

（２０２１年3月31日）

3 鳥取県 新型コロナ対策――積極的疫学調査を中心に

市谷知子

1 鳥取県の検査・医療体制の到達

鳥取県の2021年2月18日現在のまとめ（**表3－1**）では、鳥取県の最大病床確保数313床（人口10万人対比56・3床）、1日の最大検査能力4500検体（人口10万人対比809・4検体）、診療・検査医療機関数305（人口10万人対比54・9）は、いずれも人口比で全国第1位となっています。また、検査数3万8653人に対する陽性者数207人（陽性率0・5％）も全国第1位で、第2位の大分県の1・7％の1／3と、全国的に見ても圧倒的に低い陽性率となっています。このことは、それだけ検査数が多いということを示し、検査数の多さが、鳥取県の感染者を全国最小に抑えているとも考えられます。それでも、2名の方が亡くなりになり、大変残念な事態も起きています。そして、どうすれば感染を封じ込めるのか、鳥取県の取り組みの一端を紹介します。

に関する全国比較

診療・検査医療機関			陽　性　率			
R3/2/17 現　在	人口10万人 対　比	順　位	陽 性 者 数 R3/2/18 現在	検査実施人数 R3/2/19 現在	陽性率	順　位
30,196	23.9		419,613	7,320,133	5.7	
829	15.8	43	18,674	361,220	5.2	33
227	18.2	41	812	16,995	4.8	30
311	25.3	30	543	23,307	2.3	8
615	31.8	17	4,005	119,101	3.4	17
512	26.4	25	4,338	87,343	5	32
1,175	16	42	28,309	521,097	5.4	34
629	10	47	25,144	379,314	6.6	39
3,518	25.3	31	108,782	1,464,411	7.4	42
1,679	18.3	40	43,725	561,659	7.8	44
662	25.6	28	8,957	148,791	6	36
1,364	15.5	44	46,336	741,448	6.2	38
1,072	19.6	39	17,660	233,267	7.6	43
205	15.4	45	3,313	78,089	4.2	28
342	37	10	1,156	24,080	4.8	31
305	**54.9**	**1**	**207**	**38,653**	**0.5**	**1**
239	35.5	13	280	14,340	2	7
527	27.9	23	2,460	60,138	4.1	26
1,069	38.1	7	4,985	147,177	3.4	18
519	38.2	6	1,366	55,951	2.4	9
316	43.4	5	444	24,873	1.8	5
270	28.2	21	729	42,636	1.7	3
613	45.8	3	1,032	29,710	3.5	19
217	31.1	18	884	7,088	12.5	46
1,330	26.1	26	17,555	421,872	4.2	27
305	37.4	9	995	26,455	3.8	23
362	27.3	24	1,558	64,616	2.5	10
656	37.5	8	3,429	56,129	6.1	37
513	45.2	4	1,276	75,217	1.7	2
379	35.3	14	1,940	24,604	7.9	45
800	49.9	2	1,742	64,545	2.7	14
169	11.6	46	8,047	140,309	5.7	35

表 3－1　医療提供体制

都道府県名	人口（千人）	最大確保病床			一日最大検査能力		
		R3/2/17現在	人口10万人対比	順位	R2/11/10現在	人口10万人対比	順位
合計	126,167	29,589	23.4		502,773	398.5	
北海道	5,250	1,827	34.8	10	18,870	359.4	37
青森県	1,246	204	16.4	41	3,100	248.8	45
岩手県	1,227	385	31.4	15	4,340	353.7	39
栃木県	1,934	377	19.5	35	11,644	602.1	5
群馬県	1,942	361	18.6	37	8,058	414.9	25
埼玉県	7,350	1,335	18.2	38	33,600	457.1	16
千葉県	6,259	1,180	18.9	36	24,365	389.9	32
東京都	13,921	5,000	35.9	6	65,000	466.9	14
神奈川県	9,198	1,555	16.9	40	12,518	136.1	47
京都府	2,583	416	16.1	42	9,870	382.1	34
大阪府	8,809	1,949	22.1	26	22,300	253.2	44
兵庫県	5,466	839	15.3	44	18,903	345.8	41
奈良県	1,330	370	27.8	17	5,000	375.9	35
和歌山県	925	400	43.2	3	3,808	411.7	27
鳥取県	**556**	**313**	**56.3**	**1**	**4,500**	**809.4**	**1**
島根県	674	253	37.5	5	2,600	385.8	33
岡山県	1,890	401	21.2	28	8,120	429.6	20
広島県	2,804	477	17	39	15,167	540.9	6
山口県	1,358	475	35	8	4,520	332.8	43
徳島県	728	200	27.5	18	4,570	627.7	4
香川県	956	199	20.8	31	4,130	432	18
愛媛県	1,339	270	20.2	33	5,570	416	23
高知県	698	200	28.7	16	3,300	472.8	13
福岡県	5,104	732	14.3	46	21,504	421.3	21
佐賀県	815	328	40.2	4	4,197	515	8
長崎県	1,327	424	32	14	6,300	474.8	12
熊本県	1,748	473	27.1	19	9,083	519.6	7
大分県	1,135	367	32.3	13	7,360	648.5	3
宮崎県	1,073	274	25.5	20	4,516	420.9	22
鹿児島県	1,602	363	22.7	25	10,482	654.3	2
沖縄県	1,453	473	32.6	12	7,160	492.8	9

注：R＝令和を指す。
出所：厚生労働省公表値をもとに鳥取県作成に一部加筆。

2　早期に専門性のある体制を確立

国内で初めて新型コロナの感染が確認されたのは２０２０年１月15日。鳥取県は、その翌日16日には県庁に相談窓口と専用ウェブサイトを開設し、１月21日には県内各保健所に24時間相談窓口を開設。続けて１月21日、28日と対策連絡会議を開催し、１月30日には県内４つの感染症指定病院（鳥取大学医学部付属病院、県立中央病院、厚生病院、済生会境港総合病院）と医師会、保健所と協議し、医療体制の確立を確認しています。その際、医療機関からでた要望をもとに、県は備蓄していた個人防護具等（タイベックスーツ５００枚、マスク10万枚、消毒用アルコール５００㎖×５００本）の提供を約束しています。そして、翌１月31日には第１回鳥取県新型コロナウイルス対策本部を立ち上げ、最初からアドバイザーとして地元鳥取大学医学部の感染制御学の影山誠二教授に参画いただき、従来の新型ウイルスのＳＡＲＳやＭＡＲＳと新型コロナの特徴を比較し、県内での発生段階ごとの対策スケジュールを示し、サーベイランスの強化（患者の定点把握から全数把握）、住民への情報提供、保健所・相談センターの体制強化、県管轄外の中核市の鳥取市（保健所）との合同会議の開催、予防蔓延防止策などを確認。医療体制では、帰国者・接触者外来は、感染症指定医療機関だけでなく協力病院機関にも設置することや、疑いある人も含め入院措置とすること等を確認。検査体制は、県衛生環境研究所の24時間検査体制や、新たな検査方法を取り入れて検体受領後５～８時間で判定できる体制をとることを確認。そして、県庁の体制は、新型インフルエンザ発生時の体制としてこれまで確認してきた、全庁での協力体制（各部局1日6人・10日間で合計66人の応援体制）をつくり、病院から検査を担う県衛生研究所までの検体搬送、県民の相談対応、対策本部運営等を担うよう確認しています。このように専門家を交えて、早期に体制を確立しています。

3　早期体制の確立は平常時の備えにある

鳥取県が早期に体制を確立できたのは平井伸治知事自身も述べていましたが、新型インフルエンザの時にＰＣＲ検査機を増設するなど体制を整えていたことがあります。鳥取県は、国内で新型インフルエンザの発生があって以降、２０１３年から毎年訓練を実施し、訓練には平井知事自身が参加しています。知事自らが参加している例は他にないそうです。また、２０１８年から中核市となり保健所を設置した鳥取市とも合同訓練を行い、合同訓練実施を「新型インフルエンザ行動計画」にも盛り込み、全県を網羅した体制確立の努力がされていました。またＰＣＲ検査機は、鳥取県衛生環境研究所にもともと食品用はあったものに加え、新型インフル対策として1台追加配備しており、鳥取県家畜保健衛生所には鳥インフルエンザ対策で1台配備されていたため、県は合計3台のＰＣＲ検査機を持っていました。また、新型インフル対策で感染防護具等も多く備蓄しており、先にも述べたように、今回の新型コロナ対策での医療機関の協力体制確立に大きく寄与することとなりました。

そして感染対策の第一線で住民と接することになる県内の保健所は、調べがついた範囲では、1979年までの6か所から現在3か所に統廃合されていますが、直近の統廃合の時には、保健所の人員体制を削減せず維持してきたことは、今回体制を組む上で本当に良かったといえます。

4 PCR検査の対象拡大と体制強化

次に、鳥取県の圧倒的に多い新型コロナの検査について述べます。「PCR検査の対象拡大と体制強化」（**図3－1**）にあるように鳥取県は検査拡大を図ってきました。

(1) 国症例の「武漢市渡航歴有無」にこだわらず、「必要があると認めれば」広く検査対象に

まず検査対象ですが、全国的にもいまだにありますが、鳥取県も1月当初は、国の症例定義（①発熱37・5度以上かつ呼吸器症状を有している。かつ②発症から2週間以内に武漢市への渡航歴ありか、武漢市への渡航歴があり発熱かつ呼吸器症状を有する人と接触歴あり）に従っていました。しかし、2月7日には転換し、湖北省・武漢市の渡航歴の有無にかかわらず、「検査が必要だと認められるケースは柔軟に検査を実施する」と検査対象を大きく広げ、発熱や咳など症状があり新型コロナが心配な方は保健所の「発熱・帰国者接触者相談センター」に連絡するよう広報し、相談センターは中国湖

検査体制及び検査対象拡大の推移

R2.1/30	衛生環境研究所の検査体制整備　対象：主に症例定義にそって判断 【当時の国の症例定義】※①及び②を満たす場合 ①発熱（37.5℃以上）かつ呼吸器症状を有している。 ②「発症から2週間以内に武漢市への渡航歴あり」か「武漢市へ渡航歴があり発熱かつ呼吸器症状を有する人との接触歴があり」
2/ 7	国の症例定義にとらわれず、検査が必要だと認められるケースには柔軟に検査を実施する方針に変更
3/27	他県の医療機関クラスターの感染源が医療従事者であった事例を受け、医師が必要と判断すれば、症状のない医療スタッフの検査も実施（院内感染対策）
4/11	ドライブスルー方式の検体採取スタート
5/14	更に対象者を拡大（院内感染対策） ・入院患者：基幹病院（目的：高度治療を行う基幹病院の院内感染防止） ・妊婦：分娩を取り扱う病院・診療所・助産所（目的：周産期医療体制の維持）
5/23	ドライブスルー型PCR検査センターを設置（東部・西部、中部は5/2〜）
11/ 1	診療・検査医療機関による診療・検査体制に移行

検査体制強化の経緯

当初	R2.3/30	4/21		第2波まで	現在
	鳥大附属病院に県費で検査機器を設置	衛生環境研究所に畜産関連の検査機器を投入		医療機関へのPCR検査機整備と医療検査機関の活用	医療機関へのPCR検査機整備と診療・検査医療機関での抗原検査の実施
1日 120検体（24h対応）	✚ 16検体増	✚ 60検体増（人員体制も強化）	➡ 1日 196検体	➡ 2,800検体	➡ 4,900検体 更に拡充⇒ 5,600検体へ

図3－1　PCR検査の対象拡大と体制強化

出所：表3－1に同じ。

北省への渡航の有無にかかわらず疑わしいと確認したら柔軟に検査を行うこと、また医療機関は疑わしい事例があれば、相談センターに連絡することを徹底しています。担当課に聞くと、当時すでに武漢市以外の地域でも発症例が見られ、無症状の感染者もあり、平井知事の判断で検査対象を拡大した、とのことでした。感染実態をリアルにつかみ、それをもとに決断した知事のリーダーシップは大変重要でした。

(2) 積極的疫学調査の対象拡大と検査・医療体制の強化

また、感染者が確認された際に

行う積極的疫学調査は、3月2日時点では濃厚接触者に限定されていました。しかし、他県で起きた医療機関でのクラスターの感染源が医療従事者であったこと受け、院内感染防止のためには「医師が必要と判断すれば、症状のない者も検査する」必要があると、3月27日に方針を定め、4月10日に県内で初めて感染が確認された際には、濃厚接触者だけでなく、感染者が立ち寄った飲食店の店員にもＰＣＲ検査を実施。同日、隣の島根県松江市の飲食店で感染者が発生した際にも、その飲食に立ち寄ったことがあると相談をしてきた鳥取県民にも、幅広く、積極的にＰＣＲ検査を実施。こうした検査に応えられるよう、4月11日にはドライブスルー方式の検体採取をスタートさせ、翌4月12日には、積極的疫学調査にあたる県職員の体制を強化し、鳥取市保健所には、保健師応援を2名から5名に、ＰＣＲ検体搬送応援は6名から12名に増員し、その他予備的要員を10名確保。県の米子保健所にも保健師2名、ＰＣＲ検体搬送8名を増員し、予備的要員10名を確保。それ以降も調査の広がりや大型連休の対応としても、毎日保健所に30名、相談窓口に5名の応援体制を確立。また4月16日には、県衛生研究所の検査担当職員を9名から18名に倍増し、ＰＣＲ検査機器を2台から3台にし、1日当たりの検査能力を１２０検体から１８０検体に増やしています。その後4月22日には、「ＰＣＲ検査から入院までの流れ」、「鳥取県新型コロナウイルス感染症入院体制の充実を確認。帰国者・接触者外来を担う病院は17か所に、ＰＣＲ検査能力（県衛生研究所、鳥大医学部病院）は1日１８０検体から１９６検体に、入院病床確保数は２９３床から３２２床（重症用48床、中等症・軽症無症状用２７４床・県内16病院）に、宿泊施設４００室（調整中）に拡大。5月14日には、更に検査対象を拡大し、高度治療を行う基幹病院の院内感染防止のため基幹病院の入院患者や、周産期医療体制を維持するため分娩を取り扱う病院・診療所・助産所の妊婦を行政検査の対象に加え、5月23日には、各二次医療圏の3か所すべてにドライブスルー型PCR検査センターを設置しています。

5　検査は医療とセットで拡充、さらに活用

このように、検査の対象と体制を、医療体制とセットで大きく広げ、感染者の早期発見、保護、そして治療・回復に結び付けています。検査数が広がると、その結果を次の感染防止対策に生かすことも可能となってきます。5月26日に提案された「第2波に備える医療体制の充実」では、①感染症指定病院及び協力病院へのPCR検査機導入、②県衛生環境研究所は行政検査に加え、幅広く地域が必要とする検査も実施、③民間検査機関の活用（分娩前、手術前等緊急性を要しない検査）、④新型コロナ専門家チームの設置、⑤入院医療体制（病床322床、重症48床）の充実、⑥宿泊療養施設700室確保と、一層の検査対象と体制の拡大が提案されています。そしてこの中の「新型コロナウイルス対策専門家チーム」は、各所で実施したPCR検査結果を使って、①「戦略的サーベイランス実施班（大学教授5名で構成）」が流行予測や拡大リスク評価、②「感染防止指導班（感染制御専門家チーム）」が医療機関や社会福祉施設の相談・指導・助言、③「社会福祉施設新型コロナ感染予防協議会」（県介護福祉社会等で構成）が施設でのクラスター対策を実施と、検査結果を感染防止の取り組

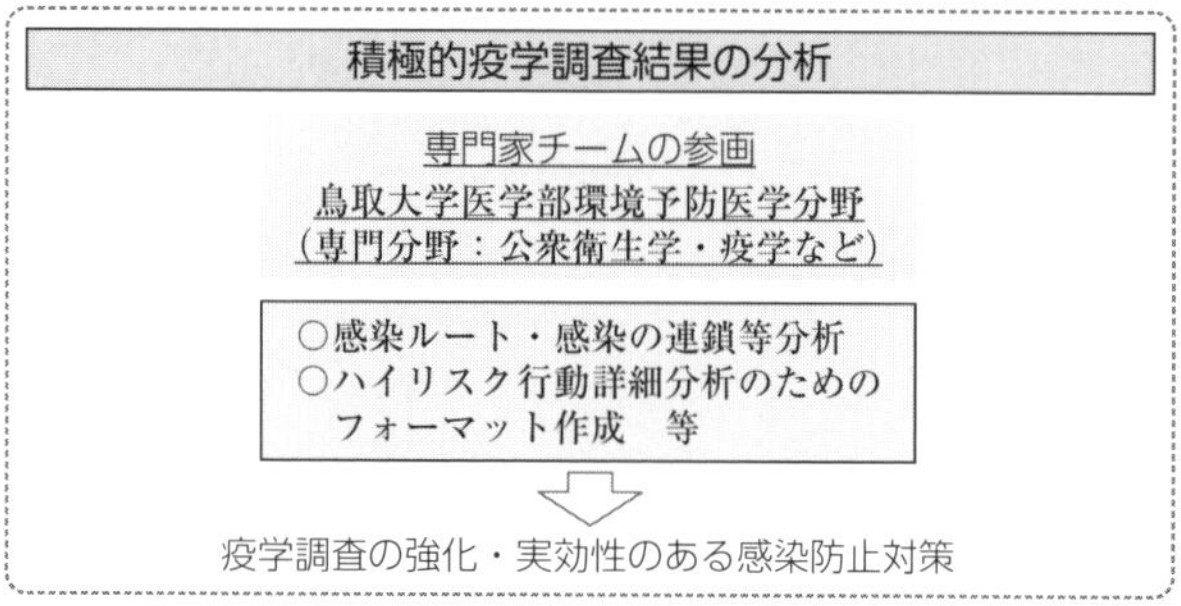

積極的疫学調査結果の分析

専門家チームの参画
鳥取大学医学部環境予防医学分野
（専門分野：公衆衛生学・疫学など）

○感染ルート・感染の連鎖等分析
○ハイリスク行動詳細分析のための
　フォーマット作成　等

疫学調査の強化・実効性のある感染防止対策

図３－２　新型コロナの戦略的分析の展開

出所：鳥取県新型コロナ対策本部会議の資料（2020年8月20日）

みに生かすよう提起しています。実際に8月1日に鳥取市で感染が多発した際設置された「鳥取市と県の合同調査チーム」は、①調査班（現地電話による積極的疫学調査）、②分析班（調査結果により感染ルート分析）、③調整班（店舗名公表等対外調整）、④相談対応班（問い合わせ対応）の4班を構成し、県が20人～30人の応援体制を整備。これとは別に県庁に保健所支援に総勢40名の応援体制を整備。その後「県内全ての保健所に調査チーム」を設置。8月20日には、「新型コロナ戦略的分析・積極的疫学調査結果の分析」（**図3－2**）を専門家チームが行い、感染ルート・感染の連鎖等の分析やハイリスク行動の詳細を分析し、「ウイルスの推定曝露日から早い人はその後2日程度で症状が出現しているが、無症状の人も一定数いる」ことを導き出して感染対策に生かしています。

県内では、9月建設会社の寮、12月飲食店・保育所、1月飲食店・福祉施設・飲食店とクラスターが連続して発生しましたが、県はその度「クラスター対策監を派遣」し、保健所長と連携して、疫学調査や関係機関と連絡調整。また県庁からの40名の

年末年始に頻発したクラスター事例を踏まえ、飲食店を対象とした緊急対策を実施

■クラスター対策緊急補助金の創設

●飲食店を対象にガイドラインに沿った感染対策に必要な備品整備を支援
　［対象］パーティション、換気設備の新増設、CO2 モニター、PCR 検査費用等
　［補助上限］20 万円　［補助率］9/10

■飲食店の個別相談・巡回現地指導

●感染拡大予防対策について、店舗ごとに個別に相談を受け、職員が直接店舗で指導
　→［くらしの安心推進課窓口］0857-26-7982
●認証事業所である飲食店、接待を伴う飲食店（カラオケ有）の感染拡大予防対策の具体例を示す動画を作成
　→県 HP にアップし、ガイドライン、動画等を参考に対策の周知徹底
●食品衛生法に基づく飲食店の監視指導とあわせて、ガイドラインの遵守状況の確認と対策の徹底を訪問指導・助言

■緊急対策等の周知徹底

●組合・団体等未加入の店舗へ緊急対策内容等が確実に届くように、県内のクラスター事例を考慮し、接待を伴う飲食店へ各種案内等をダイレクトメール

■緊急行政検査

●体調不良等の通報があった飲食店、地域で急速な感染拡大の懸念がある場合
　→必要性を判断した上で行政検査

図 3－3　飲食店に対するクラスター緊急対策事業

出所：鳥取県新型コロナ対策本部会議の資料（2021 年 1 月 14 日）

応援体制を組み、徹底して検査を実施し、発見・保護に結び付け、感染を封じ込めてきました。同時にその検査結果を国立感染症研究所に分析依頼したところ、感染傾向がわかり、県衛生環境研究所でも遺伝子解析・変異株の分析ができるよう体制整備がなされました。このように検査の拡大は、感染者の保護・治療・感染の封じ込めに大きく寄与すると当時に、検査結果を活用し、次の感染対策に生かすことができることがわかります。

　鳥取県ではさらに検査の拡大を計画しています。クラスターの発生を受けて社会福祉施設新型コロナ緊急対策事業では、体調不良で緊急通報や地域で急速な感染拡大があった場合の緊急行政検査や、社会福祉施設職員での社会的検査に1／2の助成制度を創設。飲食店クラスター緊急対策（**図3－3**）でも、体調不良の場合の緊急行政検査制度が創設されました。また「11月からの身近なかかり

つけ医での診療・検査体制の創設。第3波対策強化プランでは、①クラスター発生時に臨時PCR検査センターの設置、②診療・検査医療機関の増加と、そのための院内感染時の休業補償、事務職員の労災給付上乗せ補償保険加入支援、③検査能力4800検体／日から5000検体／日を目指す、④ECMO配置数増加（第1波1病院2台→現在3病院5台→4病院11台）となっています。

6　全体の検査体制・能力拡大の流れ

ここで改めて検査体制・能力拡大の流れを整理してみます。2月当初は、県衛生環境研究所2台の検査機で検査能力は120検体／日で24時間検体体制を確立。3／30には鳥取大学附属病院に県費で検査機器を設置し、検査能力136検体／日へ。4／21には県衛生環境研究所に県家畜保健衛生所の検査機を投入して検査機は2台から3台となり、検査能力は196検体／日へ。さらに第2波までに医療機関へのPCR検査機器整備と民間検査機関の活用で検査能力2800検体／日へ。現在は医療機関へのPCR検査機整備と診療・検査医療機関での抗原検査の実施で4900検体／日となり、さらに5600検体まで拡充し、2021年度当初予算で6000検体／日まで広げる予定です。

最後に、2021年度当初予算の説明で平井知事は「今お金や手間を惜しむよりも、命を惜しむべき時だ」と述べ、最大の予算は95億円の医療環境整備費で、地域高規格道路の50億円より多く、また各保健所に保健師を1名ずつ増員し、平井県政で初めて県職員定数が増えます。コロナ禍を通じて、何よりも命を大切にする政治へと大きく舵が切られ、この希望ある流れを一層前に進めていく所存です。

（2021年3月31日）

4

東京都練馬区
ワクチン接種の取り組みと課題——練馬区モデル

齋藤文洋

1　練馬区モデルに至る背景

初めにいわゆる「練馬区モデル」が生まれた背景を説明したいと思います。
図4-1は、2021年1月25日に厚生労働省健康局健康課予防接種室が「新型コロナウイルスワクチンの接種体制確保について」として行った第2回自治体説明会で示されたワクチンスケジュールです。第1回の説明と合わせると2021年3月には65歳以上の高齢者のワクチン接種を開始し、それを2か月以内に終える、という極めてタイトなスケジュールが提示されました。練馬区は東京都23区の中でも3番目に人口が多く、区民は74万人、65歳以上人口だけでも16万人です。区は過去のインフルエンザワクチンの接種状況や海外のワクチン接種の情報などを踏まえ、高齢者の65%が新型コロナワクチンの接種を希望する、と考えました。新型コロナウイルス感染症では特定の

○　市町村において、早期に接種を進めることのできる体制を整備する観点から、具体的な被接種者数を想定して、接種の体制整備を行う。
○　65 歳以上の高齢者に相当する人数の 1 回目、2 回目の接種をそれぞれ 2 か月以内で実施できることを念頭に、週あたりに提供する接種回数を算出し、体制整備の目標とする。

※実際の接種は本人の同意に基づいて行うものであり、全員が接種を受けることを目指すものではない。2 か月の間であっても、状況により、次順位の対象者への接種に移っていくことになる。

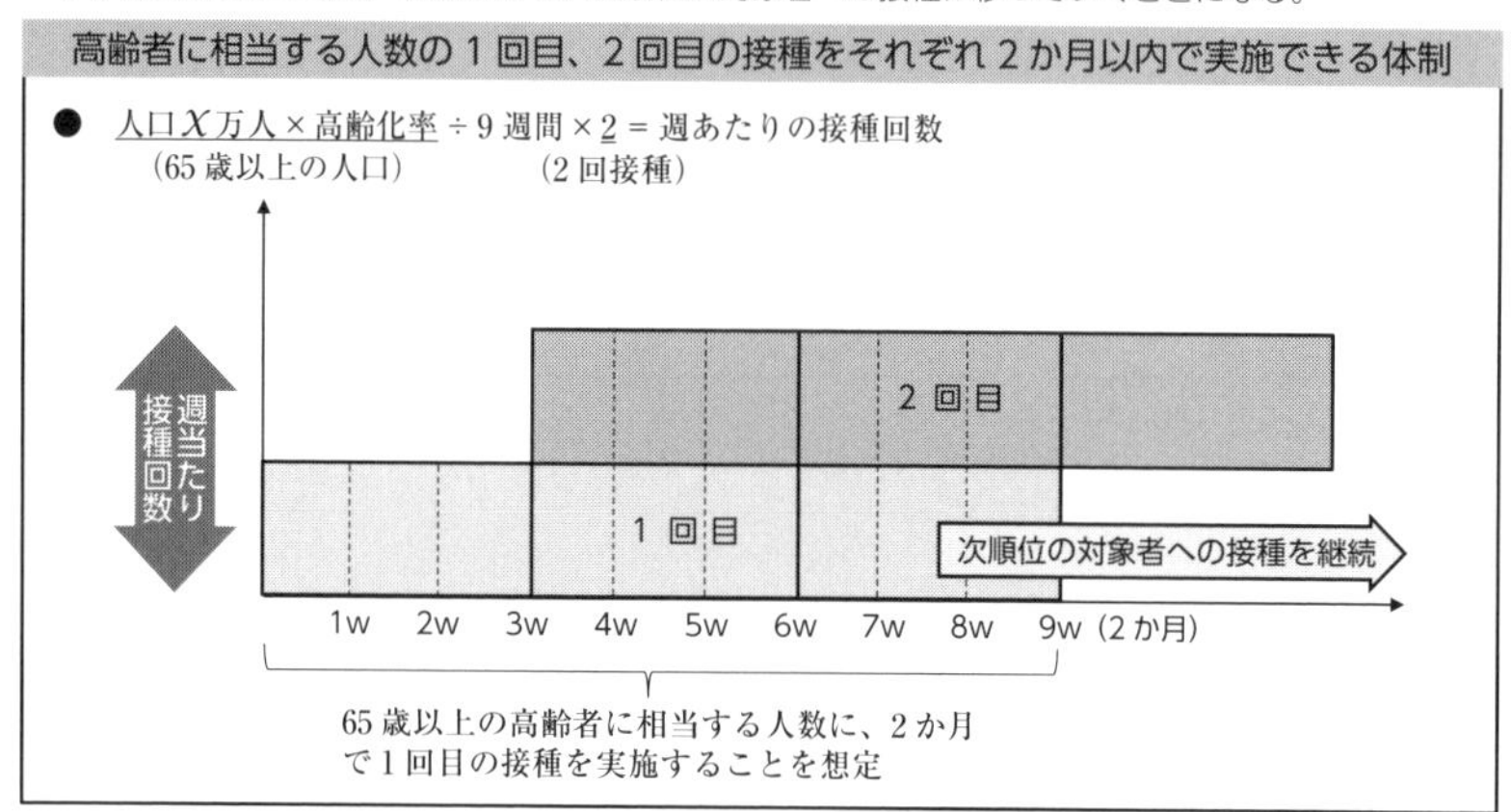

図 4－1　ワクチンスケジュール

出所：厚生労働省新型コロナウイルスワクチン接種体制確保について 2 回自治体向け説明会資料（2021 年 1 月 25 日）（https://www.mhlw.go.jp/stf/seisakunitsuite/bunya/vaccine_notifications.html）

集団内の60～70％の人に抗体があれば、その集団の感染予防が可能であると言われていますから、集団予防という観点でもこの65％という数字には理があると思われました。

このような計算から、高齢者接種者は概ね10万人強、2回接種を考えるとほぼ21万回の接種が必要となります。示されたスケジュールで高齢者接種を概ね終了するためには、およそ6週間で21万人の接種を終える計画となります。

これを集団接種のみで行う場合、6週間、月曜から日曜まで毎日予防接種を行う計画では、1日あたり5000人の接種が必要です。当時すでに副反応に注意するため、接種後の観察が15～30分必要と言われていましたので、リスク回避のために医師が接種したほうが良いだろうと考えました。そこで集団接種会場を9か所程度とし、各会場午前3人、午後3人の医師を配置し接種するとして単純計算すると、午前午後合わせて54人の医師で、医師一人当たり90人強に接種すれば予定の人数が達成されます。しかし、午前午後とも接種に使える時間は4時間程度です。この時間で医師一人90人もの接種は、危険を伴うと予測されますし、そもそも6週間にもわたって毎日50人以上の医師を配置することは、練馬区医師会の会員数が600人を超えるとはいえ、明らかに困難であることが予測されました。さらに薬剤師や看護師、事務などのスタッフも集めなければなりません。それでも年明け早々、どのくらいの先生方から協力を得られるのかアンケート調査を行いました。その結果が**表4－1**です。予想していたように、1週間全てで医師を集めることは困難であることがはっきりしました。しかし一方で、木曜日、土曜日、日曜日には予定の人数に足る先生方の協力が得られることもわかりました。これは驚異的でした。

表4－1　集団接種に参加可能な医師数
（2021年1月27日）

	午前（人）	午後（人）
月	8	12
火	18	21
水	28	44
木	52	58
金	15	11
土	17	59
日	99	77

この結果から、集団接種だけではなく個別接種（自院での接種）も併用することができないだろうか？という考えが当然でてきます。一方で、2020年12月、東京都の全地区医師会長が集まる地区医師会長連絡会議の席で、尾崎治夫東京都医師会長が、東京都医師会では、「個別接種を主体に考える」議論が始まっている、と発言した

3 or 5 ラインで接種するものとする。

たり		合　計	割　合	備　考
A×(稼働日数/週) 1 週間あたりの接種数	全病院での 1 週間の接種数	C×施設数 合　計		1 週間あたりの接種数 240 個
240	1,440	8,640	4.1%	

				備　考
A×(稼働日数/週)	全クリニックの 1 週間の接種数	C×施設数 合　計		1 つのクリニックが使用するバイアル数 1 日あたり　1 週間あたり 3　15
90	22,500	135,000	63.8%	

				備　考
A×(稼働日数/週) 1 週間あたりの接種数	全施設での 1 週間の接種数	C×施設数 合　計		3 ライン 1 名主任級張り付け。その他 2 名はローテーション。
1,200	4,800	28,800	13.6%	

				備　考
A×(稼働日数/週) 1 週間あたりの接種数	全施設での 1 週間の接種数	C×施設数 合　計		5 ライン 土日のみのため、住民接種担当課職員 1 名＋スポット応援職員 2 名。
800	6,400	38,400	18.2%	

				備　考
A×(稼働日数/週) 1 週間あたりの接種数	全施設での 1 週間の接種数	C×施設数 合計		
120	120	720	0.3%	

↓	↓	↓		備　考
2,450	35,260	211,560		接種回数回 平　日　休　日 306　460
接種率(70%＝224,000)	66.1%			

集団接種・個別接種併用プラン例

新型コロナウイルスワクチンの接種想定（高齢者編）

前提 1）65 歳以上高齢者を 16 万人とする。2 回接種となるので、320,000 接種（160,000×2 回）
前提 2） 6 週間で高齢者の接種完了目指す（3 週間×2）
前提 3）集団接種においては、各施設で 1 人あたり 6 分（1 時間あたり 10 人）×1 日 8 時間稼働×

(1) 病院				
施設情報		1 施設当		
病院名	施設数	A 接種数/日	B 期間中稼働日数	C＝A×B 期間中の接種数
光が丘・順天堂・練馬総合・島村記念・浩生会スズキ・大泉生協	6	48	30	1,440

(2) 地域のクリニック ★小分け対応分★				
診療所名	施設数	A 接種数/日	B 期間中稼働日数	C＝A×B 期間中の接種数
（別紙参照）	250	18	30	540

(3) 常設施設（小分け拠点）区立施設				
主な施設	常設施設数	A 接種数/日	B 期間中稼働日数	C＝A×B 期間中の接種数
サンライフ練馬・石神井公園区民交流センター・大泉北地域集会所・北町第二地区区民間	4	240	30	7,200

(4) 土日実施施設（学校体育館）					
施設名	主な接種スペース	土日施設数	A 接種数/日	B 期間中稼働日数	C＝A×B 期間中の接種数
区立小中学校（各地域 2 校で毎週末巡回）	体育館	8	400	12	4,800

(5) 土日実施施設（本庁舎）					
施設名	主な接種スペース	土日施設数	A 接種数/日	B 期間中稼働日数	C＝A×B 期間中の接種数
本庁舎	会議室等	1	60	12	720

(6) 接種可能数 合計
(1)＋(2)＋(3)＋(4)＋(5)

図 4－2 練馬区と医師会で検討した

出所：練馬区医師会・練馬区合同検討会内部資料（未公表データ）より作成。

ということも耳に入っていました。そこで個別接種であれば協力できそうだという先生が何人いるのか前記アンケートから1週間も置かずして再調査しました。その際、各先生方には、それぞれの診療所で現実的に1週間あたりに何人接種可能かについても調査しました。その結果、250名ほどの先生方が協力可能で、1週間に総計1万2000接種程度可能であることがわかりました。その後、現在までに300名余の先生方から協力の手を挙げていただいています。

この結果を得たこと、さらに大学病院も含めた大小の地域の病院の協力も得られ、集団的接種（ここで病院が入ったことで「的」を加えています）も相当数可能であると判明したことから、個別接種と集団的接種の併用で6週間で21万回接種の可能性が見えてきました。

計画段階では250のクリニックの個別接種、6つの病院の集団的接種、区の用意する常設4か所の集団接種、土日のみの会場として8か所の区立小学校（巡回して使用）と1か所の区役所内会場での集団接種、総計269か所で予防接種を行う計画が立案できました（**図4－2**）。

しかしさらに難問がありました。はじめに接種可能なワクチンはファイザー・ビオンテックであることははっきりしています。このワクチンは保存が難しく、さらに振動にも弱いことから運搬に困難があることは周知の事実です。このため、厚労省はディープフリーザーを持つ基本施設から連携施設への小分けを当初3～4施設にかぎっていました（**図4－3**）。さらに保存期間もディープフリーザーでマイナス75度に管理できれば2か月程度持つものの、冷凍では10日、冷蔵では5日、さらに希釈後は6時間で使い切る必要があります（**図4－4**）。この条件では270か所近くの施設

人口10万人の市を想定したモデル（人口規模が異なる場合は、概ね人口に比例して規模を増減）
※市内の病院5か所、医療従事者数約3000人と仮定。2月末までのディープフリーザー配分数1基と想定。
※時期は体制確保の目途を示す。実際の接種時期は、薬事審査・承認の状況によっても変動する。

①病院での接種　　**②医療関係団体の設置する会場での接種**

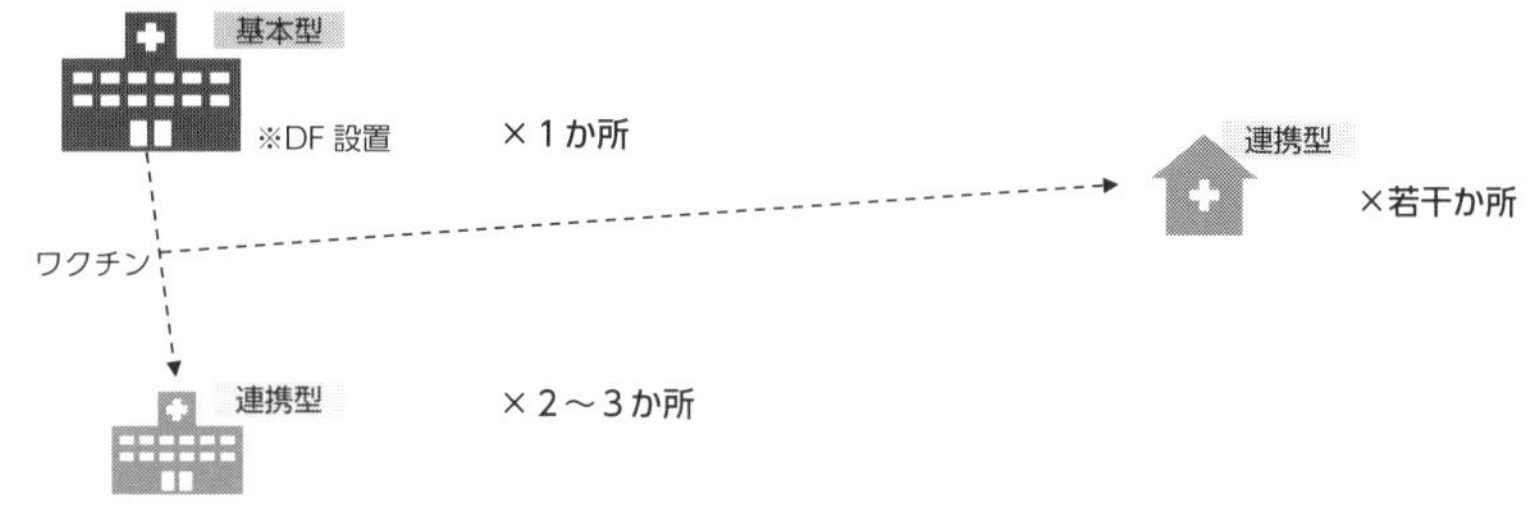

- 2月中に基本型接種施設にディープフリーザーを設置。
- 3月から医療従事者接種を行う。
- 従事者数の自施設で接種を行うほか、基本型接種施設は医療従事者接種を行う他の病院へのワクチン移送元となる。
- その後引き続き住民への接種を実施するほか、基本型接種施設は高齢者施設への接種協力診療所へのワクチン移送元となる。

- 医療関係団体が調整を行い、診療所等での接種会場を設ける場合には、基本型接種施設から冷蔵でワクチンを移送して接種する。

- こうした体制を総合的に確保し、1回目の接種の21日後には2回目の接種を行うことができるよう、1回目の接種は概ね3週間以内に行うことを目指す。

図4－3　基本施設からの分配

出所：図4－1と同じ。

にワクチンを分配するには50～60ほどの基本施設（ディープフリーザーを置いてワクチンをマイナス75度で管理できる施設）が必要になりますが現実的ではありません。小分けの数をもっと多くして60～70の小分けができれば問題が一つ解決します。そこで練馬区はその可能性につき厚労省と交渉することとなります。その結果、厚労省の担当の方が、「小分けができる可能性があるかどうか」をファイザー社と検討することになりました。その結果、温度管理ができれば、小分けは可能だということが判明しました。

次にデリバリーの問題があります。振動させずに限られた3時間以内に冷凍または冷蔵で、かつ各診療所のワクチン必要数だけを分配する必要があります。こ

●自治体内の医療機関の地理的条件や人員、規模等を踏まえ、どこにディープフリーザーを設置するかを検討する 必要がある。

保管方法		特徴			考え方
		供給数	保管ワクチン数	保管可能期間	
保管方法	ディープフリーザー -75℃±15℃	市町村ごとに1台以上 ※人口に応じて割り当て	975接種分×5セット程度（1回の配送で975回接種分が配送される） ×195バイアル 5接種分/1バイアル ×5セット程度	冷凍 2か月程度（見込み）→ 冷凍 5日 → 溶解 6時間 バイアル単位で冷凍から冷蔵に移動させることが可能	●地域においてワクチン接種の拠点となるような医療機関に設置する。
	冷凍ボックス＋ドライアイス -75℃±15℃	配送単位分（保冷ボックスに入った状態で配送される）	975接種分 ×195バイアル 5接種分/1バイアル	冷蔵期間と合わせて最大2週間程度 冷凍 2か月程度（見込み）→ 冷凍 5日 → 溶解 6時間 バイアル単位で冷凍から冷蔵に移動させることが可能	●会場ごとに概ね10日（最大2週間程度）で975回分のワクチンを接種できる体制を構築する必要がある。

※保管可能期間については、製剤の有効期間が未確定のため、変動する可能性あり

図4－4 mRNAワクチンの取り扱い

出所：厚生労働省新型コロナウイルスワクチンの接種体制確保について第1回自治体向け説明会資料（2020年12月18日）

のデリバリー方法に関しても難しく、当初はバイク便での配分を検討しましたが、ファイザーが自転車も含む2輪での配送はできない、と発表したため、なんとか車で配送することを考えました。

厚労省は交渉の中で、練馬区の個別接種併用案について1月29日までにその計画を提示するように言ってきました。これに間に合わせるようにアンケート調査を行い、練馬区と相談、後半にお話しする練馬モデルを完成させ、期日までに厚生労働省にこのようにしてはどうか、という提案を提出しました。

すると厚労省は、1月30日、「新型コロナウイルスワクチンに係る予防

接種実施計画の先進的な取組事例について」と題して、「練馬区モデル」をそのホームページに発表するとともに、全国の自治体に、通達を出し紹介したのです（https://www.med.or.jp/dlmed/kansen/novel_corona/vaccination/r030129jimu.pdf）。これが、いわゆる「練馬区モデル」と言う名前が全国に拡散し、にわかに持てはやされるに至った経過です。

2　ワクチン接種――練馬区モデルとは何か

以上紹介したように、高齢者だけでも16万人を抱える練馬区のような自治体が、厚労省の提起したような短期間で全市民にワクチンを接種し終えるような計画を考えれば、必然的に至る結果が練馬区モデルです。

そのコンセプトは「早くて、近くて、安心」

その本質は先ず第1に「個別接種と集団的接種を適宜組み合わせること」で、これを練馬区は「ベストミックス」と呼んでいます（**図4－5**）。その他の自治体でも同様なことが起こっていると思います。その自治体の人口や施設、人員数によって集団接種に偏るか個別接種に偏るかが決まると思います。１００％集団接種から集団個別混合接種、さらに極端な場合は１００％個別接種まで種々の段階が考えられます。これを「ベストミックス」と表現したのです。

また、もう一つ重要なことは「かかりつけ医の患者さんたちには、かかりつけ医が予防接種をす

○　個別接種と集団接種のベストミックスにより短期間で接種完了
○　診療所での個別接種をメインに、集団接種会場がカバー
○　個別接種会場は、区内約 250 か所の診療所
○　集団接種会場は、
　　平日常設　6 か所の病院、4 か所の区立施設
　　土日開設　区役所本庁舎
　　　　　　　8 か所の学校体育館（延 96 校を巡回開設）
○　予約は、個別接種は直接診療所へ申込（高齢者インフルエンザワクチン接種と同じなので混乱が少ない）
　　集団接種は区が受付（インターネット・自動音声受付）

図 4－5　練馬区モデルの概要

出所：練馬区新型コロナウイルス感染症関連情報ウェブサイト（https://www.city.nerima.tokyo.jp/hokenfukushi/hoken/kansensho/2019-nCoV/index.html）2021 年 4 月 15 日参照。

る」ということです。接種後15～30分の待ち時間があっても、待合室でテレビを見ながら待っていただけます。それに診療所の先生方は普段から各種の予防接種を行っていて慣れています。練馬区医師会の伊藤大介会長の弁を借りれば「ワクチンを打つのは、我々開業医の出番ですので、接種することに躊躇はありません。」と言うことです。集団接種で今まで話したこともない経験も乏しいスタッフに予防接種を受けるのに比べて安心の程度が違いますし、信頼の程度も違います。

具体的なところでは、まず各診療所の個別接種に関しては練馬区が全ての基本施設として機能します。練馬区は区を4つのエリアに分け、各エリアごとに「区の基本施設」を配置します（**図4－6**）。ここは同時に集団接種の会場にもなります。250の診療所はそれぞれのエリアの連携施設として登録します。各連携施設としての診療所から、毎日あるいは毎週、必要ワクチン数を区に連絡し、それを週1回あるいは2回、診療所に配送します。配送はワクチンを冷凍状態として車で行います。受け取った診療所では各施設の設備に合わせて冷凍、冷蔵いずれかで保存します。そして保存可能日数のうちに接種を完了する、という仕組みです。

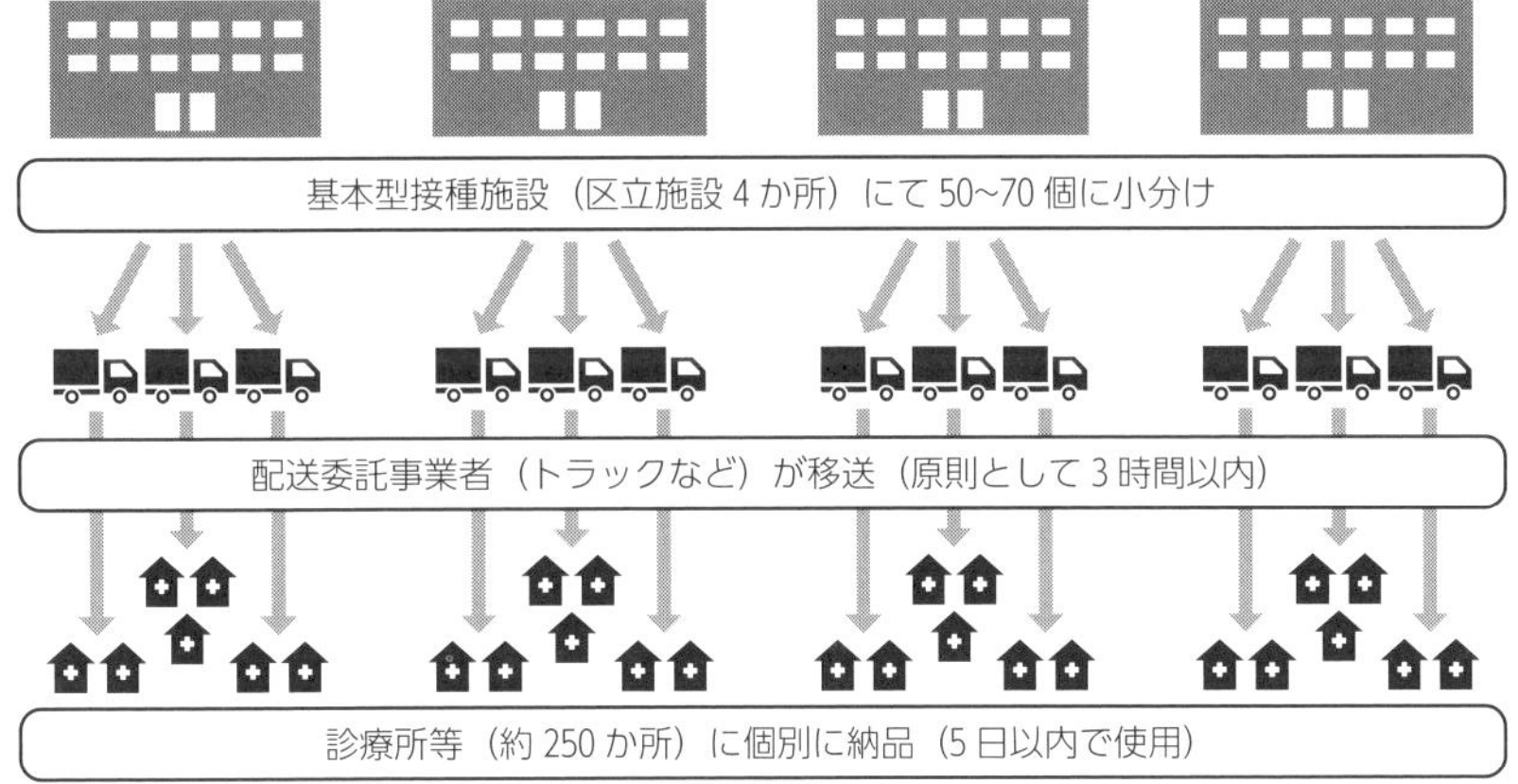

図4−6　練馬区モデルにおけるワクチンデリバリー

出所：図4−5と同じ。

ワクチンの予約はバイアル数の整数倍となるように、1バイアルで5人接種出来る場合は5×バイアル数で予防接種を予約していただくようにお願いします。これが1バイアル6人接種可能となれば6×バイアル数となります。厚労省からはワクチンの無駄を極力無くすようにという通達が出ていますので、できるだけピッタリの人数で予約をしてもらう予定ですが、実際には当日体調が悪くなりできなかった、などと言うことは起こり得ます。その際は、付き添いの方や、翌日や翌週に予約の方を繰り上げて接種することも検討していますが、まだ現実味を帯びていません。

以上の個別接種に集団的接種を加え、それぞれ予防接種を行います。この計画では6週間で練馬区の高齢者の66％が接種を完了できる予定です（**図4−3**）。集団的接種に関しては全て練馬区に予約申し込みを行い、人数を把握して、区と各施設と連携して予防接種を進めていきます。

以上が練馬区モデルの概略ですが、その詳細は練馬区新型コロナウイルスワクチンホームページ(https://www.city.nerima.tokyo.jp/hokenfukushi/hoken/kansensho/2019-nCoV/vaccination_covid/nerimamodel.html)でもご覧いただけます。

3　現在の状況――終わりに

現在の状況は、どこの市区町村でも同じようなものと思いますが、そもそも「ワクチンがない!」、状態です(2021年3月現在)。そのため、「練馬区モデル」はまだ稼働できません。

さらに大きな問題があります。多くのシステムがあって使い勝手が悪いのです。ワクチン用システムV-SYS、COVID-19患者の届出システムHER-SYS、診療・検査医療機関の実績等登録システムG-MIS、さらに、東京都独自のシステム、練馬区の集団的接種に関する新たなシステムの導入。これらは統合されていないため複数システムに入力せねばならず、煩雑で複雑です。

そうは言っても4月、5月と本格的にワクチン接種が始まります。いずれはディープフリーザーを必要としないモデルナやオックスフォード・アストラゼネカのワクチンも流通するようになると思います。そして、なるべく早く、新型コロナウイルスのパンデミックが収束し、「新しい生活様式」に終止符を打てる日が来るのをを心待ちにしているのは筆者だけではないでしょう。

(2021年3月30日)

5

高知県
過疎地域におけるワクチン接種の取り組みと課題

大川剛史
岡上則子

はじめに

ワクチンはこれまで多くの疾病の流行防止と死亡者の大幅な減少をもたらしました。現在も多くの感染症の流行を抑制しています。新型コロナ感染症（COVID-19）の感染拡大防止に、ワクチンの開発と普及が重要であることは言うまでもありません。一方で、ワクチンは感染症に罹患してない健常人や基礎疾患のある人に接種するので、きわめて高い安全性が求められます。パンデミック（世界的流行）だからといってワクチン導入の緊急性だけが優先され、安全性の確認がおろそかになってはなりません。

全国の大都市では、変異株のすさまじい感染力により、新型コロナウイルスの感染拡大が進む中、まん延防止等重点措置となっている大阪では（**表5－1**）、感染者の7割が、50代以下の重症化率が高いイギリス型の変異ウイルスと報道されています。第4波の感染拡大が起こる中、政府は新たに

表5－1　まん延防止等重点措置実施期間と実施区域

まん延防止等重点措置の実施期間	まん延防止等重点措置の実施区域
2021年4月5日から5月5日まで	宮城県、大阪府、兵庫県
2021年4月12日から5月5日まで	京都府、沖縄県
2021年4月12日から5月11日まで	東京都
2021年4月20日から5月11日まで	埼玉県、千葉県、神奈川県、愛知県
2021年4月25日から5月11日まで	愛媛県

4月25日から5月11日まで、東京都・京都府・大阪府・兵庫県に、緊急事態宣言を発令しましたが、さらに5月31日まで延長しました。

　昨年の緊急事態宣言から先の見えない自粛が続き、生活や働き方をも一変させたこの新型コロナウイルス感染症は、私たちを取り巻く医療体制にも大きな影響を及ぼしました。

　２０２１年4月29日現在、高知県内での新型コロナウイルス感染者の累計は１０２６人になり、感染経路不明とともに、高齢者介護施設、学校教育施設でのクラスターなど、変異株も50件を超え、第4波を危惧する状況になってきました。高知県の特徴としては、全国では高齢者の陽性者が2割なのに対し、3割を占めていることと、県内の感染者の7割が高知市に集中していることです。これは、県下全体の人口の4割以上が高知市に集中していること、全国の人口集中地域の感染率からもその傾向は分かります。一方、高知市以外の地域に目を向けてみるとどうでしょう。

　確かに、ここ最近、感染者が出ていない自治体もあるのですが、そこには都市圏とは異なる事情が見え隠れします。

　新型コロナウイルスの感染拡大という問題がなかったとしても、もともと、へき地における医療体制は他の地域と比べると決して十分とはいえません。中山間地域に住む方々の高齢化は進んでいるにも関わらず、病院がありません。また、診療所があったとしても医師は常駐しておらず、週に数回来るだけという地域も珍しくありません。

感染の疑いがある場合、緊急時にはコロナに対応している保健所や医療機関へ連絡を取りますが、治療の必要があるときには、スムーズに受診対応してもらえないこともあるでしょう。菅政権が、新型コロナ対策の切り札と位置付けるワクチン接種が遅れています。これはこの間進められた社会保障改悪や、公務公共労働者の人員削減が大きな足かせとなっています。

2月にはじまった医療従事者への先行接種に続き、4月から高齢者への供給を前に、各自治体では接種体制の準備が行われていますが、4月19日時点の政府発表によると、480万人の医療従事者のうち、2回とも接種を終えた人は約72万人（15％）と遅々として進んでいません。政府は当初6月中に高齢者の接種を完了させるとしていましたが、その後7月末まで延期しました。

高知県によると、県内のワクチン供給は、4月中に高齢者人口の11％にあたる計2万7300人分（1人2回接種）が届きましたが、各自治体のワクチン供給体制には不透明さもあり、接種完了までのスケジュールは見通せていません。

1　集団接種と個別接種

約10万人の高齢者を抱える高知市は、県内で最も早く4月8日にワクチン1箱（975回分）が到着し、入院患者や福祉施設入居者への優先接種を経て、4月23日に在宅高齢者を対象に接種予約の受付を電話回線とインターネットで開始しましたが、予約殺到による電話回線とサーバー負荷のため、予約確定システムが処理ができない状況となり、市役所には大勢の高齢者が押し掛け、3密状態になるという本末転倒な出来事が起こりました。

高知新聞（4月2日発行）によると、「安芸市や南国市、須崎市などは、年齢の高い人から段階的に接種券を発送し、接種の確実な予約システムが機能できるよう配慮。大月町と三原村は、事前に接種券の配布は行わず、接種日や場所を対象者に個別案内し、現地で接種券の交付手続きをしたうえで接種するといった方法」など、地域の特性に合った方法を検討していますが、いずれにしても各自治体が頭を悩ましているのが国からのワクチン供給が見通せない点です。

日本医労連の森田進書記長は『しんぶん赤旗』の取材に、「もともと慢性的な人手不足にコロナが追い打ちをかけ、医療機関は通常業務だけでも体制がひっ迫している。ワクチン接種会場に医師や看護師を出すのは不可能に近い。社会保障切り捨てで医療体制を弱めてきたツケが出ている」（2021年4月30日）と答えています。

高知県最東端にある東洋町では、自治体病院がないため、地元開業医の協力のもと、4月下旬に接種会場を設置しましたが、看護師体制は町職員の保健師も含め7～8人。うち5人は退職者です。予診や副反応のモニタリングにも人員を割り当てなければいけない状況で、暗い照明の下での175人分のワクチンの希釈と、バイアルから細い針を使い、無菌操作でシリンジへわずか0・3㎖という充填作業のち密さと正確さ、エラーロスが許されない緊張感に、時間との勝負がさらに労力に追い打ちをかけています。担当課の職員は「そのうえ接種まで一人で担当することのプレッシャーは計り知れない。今後、2回目の接種と、900人余りの接種対象者への対応に不安を感じている」と窮状を訴えています。

2　ファイザー製の副反応の問題

4月に入り、医療従事者からの副反応による業務や日常生活に支障をきたすレベルの症状があり、特に2回目に強く出たとの情報が、労働組合にも多く寄せられるようになりました。

高知自治労連は、自治体職員のワクチン接種に関わる勤務の取り扱いや副反応が生じた場合の休暇の取り扱いについて、首長あてに緊急の要求書を提出しました。

ファイザー社の新型コロナ感染症のワクチン2回目接種の翌日に仕事をするのは難しいと思われます。先行接種の対象となった医療従事者のうち約2万人分の健康観察日誌などを分析する「新型コロナワクチンの投与開始初期の重点的調査（コホート調査）」（**図5－1**）の経過報告として、代表研究者を務める順天堂大学医学部臨床研究・治験センター臨床薬理学客員教授の伊藤澄信氏が「結論」として以下のように公表しています。3月31日までに健康観察日誌の自由記載欄を集計できた1万2649例中、病休は6・08％。そして、先行接種の実施にあたって2回目接種の翌日は勤務

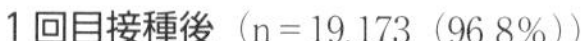

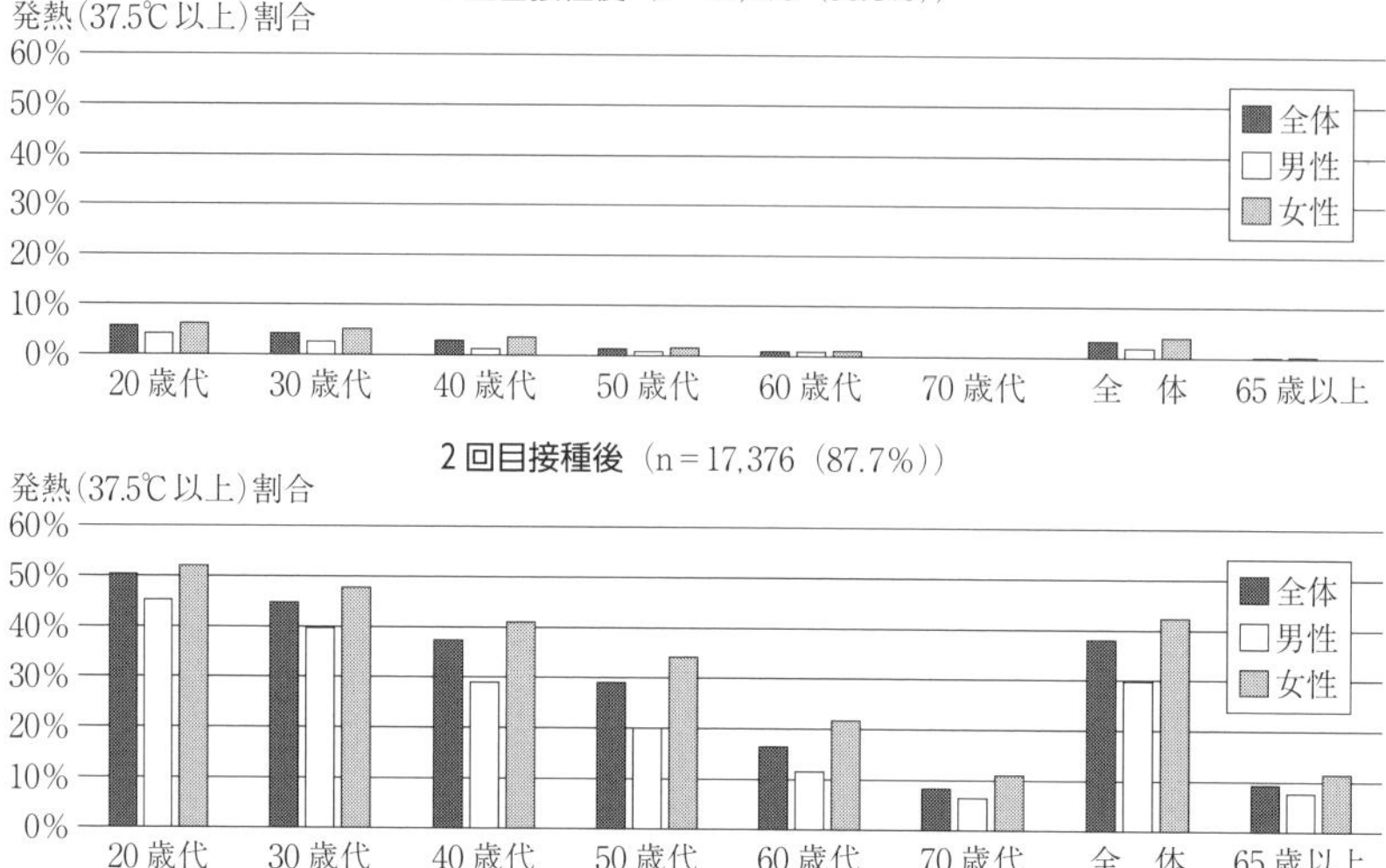

図5－1　新型コロナワクチンの投与開始初期の重点的調査（コホート調査）

注：令和2年度厚生労働行政推進調査事業費補助金（新興・再興感染症及び予防接種政策推進研究事業）

出所：順天堂大学医学部臨床研究・治験センター（中間報告2021年4月23日）

を控えるよう勧告しています。これは接種翌日をあらかじめ休日にした被接種者を除いた数値です。「接種後2日目は熱が出ることがわかっている中で病休6％は相当に重たい（数字だ）と思うので、現場が困らないような形で接種スケジュールを組んでいただきたい」（伊藤氏）と提言しています。

また、年齢の要素も大きいですが、一般の人より専門的な情報に触れている医療従事者でも正直驚くほどの症状だったといいます。こうした副反応に関して、事前の詳細な情報提供は政府や自治体からはなされておらず、抽象的で一般的な受け止めであったため、事前の勤務の調整や休暇の取り扱いについて職員あてに通知を出した自治体は県内にはありませんでした。各自治体がホームページ等で、ワクチンの推奨は呼びかけていても、副反応について積極的に発信している様子はありません。ワクチン接種は大事ですが、高知市の接種予約手続きのように、このような状況を知らせないまま放置すればとんでもない混乱を招くことが予想されます。政府はマイナンバーカードやGO TOキャンペーンなどでは大々的に広告宣伝費を投じますが、リスクとベネフィットについての丁寧な周知と理解を求めることには非常に消極的です。今後、各医療機関にワクチン予約や接種後の問い合わせが殺到すると予想されます。医療機関もその対応に今以上のマンパワーを必要とすることに懸念を抱いています。

そして、何より心配なのが高齢者世帯の対応です。

厚生労働省が年次定点観測的に調査をしている「国民生活基礎調査の概況」の最新データを確認すると、全国で高齢単身世帯比率が最も高いのは高知県の19・4%で、ほぼ5世帯に1世帯は高齢者が1人のみの世帯ということになります。続いて鹿児島県の18・2%、それとほぼ同率の長崎県の18・1%。東京都は16・0%、区部に限れば17・0%と高い領域ではありますが、一部でイメージされているような一人身の高齢者ばかりというほどでもないことがわかります。

コロナ禍で、「認知症」や「フレイル（加齢により心身が衰えた状態）」など、高齢者のさまざまな社会生活上のリスクが問題視されていますが、中でも高齢者が一人だけの世帯「高齢単身世帯」への懸念は強いということです。熱中症や孤独死の事例がわかりやすいですが、健康上のトラブルが発生した時、気が付く・対応する人が周囲にいないため、手遅れになる可能性が多分に考えられます。

表5－2　高知県 四万十町概要（国勢調査による）

面　　　積	642.30 km²	
人　　　口（2010年）	18,726人	
（2015年）（2021年）	17,325人	16,393人
人口増減率（2010～2015年）	-7.48％	（※）-1.81％
高齢化率（65歳以上・2015年）	42.40％	（※）27.80％
人口密度（2015年）	27.00人/km²	（※）1,091.30人/km²

注：（※）比較地域：高知市

3　四万十町・大正地域の取り組み

四万十町（表5－2）は、高岡郡窪川町と幡多郡大正町・十和村が合併して発足し、現在、町内には大正診療所、十和診療所の2か所の直営診療所があります。

四万十町では、5月に予定していた町内のイベント（祭り・集団健診・防災訓練・マラソン大会など）が次々と中止されることとなりました。健診が延期されることで、もしかすると何かしら影響が出てくる方もいらっしゃるかもしれません。また、長く続く自粛生活で運動不足となり、心肺機能や体力が落ちている高齢の方向けに、自宅で運動というパンフレットや町内ケーブルテレビでピラティス運動・百歳体操などを放映し、手軽に気軽に行える筋トレの推奨を行っています。

観光客に人気の高い四万十川では、新型コロナウイルスの影響により、四万十の農産物生産者や加工品製造事業者等において、売上の低迷や過剰在庫等の影響が出ています。感染拡大をくい止めつつ観光業や地域経済を成り立たせることができるよう、「コロナに負けるな！　四万十町応援大作戦」をもとに、町内外の方や旅行者へ理解や協力を求めています。

新型コロナウイルスの脅威により、２０２０年から非常に緊迫した状況が続いている地域では、感染者を出さないようさまざまな工夫がなされています。

一方で、感染拡大のためにクラスターが起こった場合、大正・十和地域にはコロナ対応の入院施設がなく、県指定のコロナ支援医療機関が対応するため感染者が増加した場合は、受け入れ困難となり、医療崩壊も想定できるため、町内では、年末年始やＧＷ・夏季などの長期間の帰省や観光の来町自粛を呼びかけています。

4　ワクチン接種の取り組み

四万十町でも医療従事者は4月末から、高齢者・基礎疾患のある方は、5月上旬から接種予定となっています。大正地域では２０２１年3月3日にコロナワクチン接種のシミュレーション訓練を37名で行いました。

職員を11班に分けて実施。

1班……受付（予診票・接種券の確認・予約名簿・非接触体温計・手指消毒等）

2班……ロビー誘導

3班……予診票記載補助

4班……検温・予診票確認
5班……ホール誘導・タイムキーパー
6班……Dr・問診補助事務
7班……看護師・希釈・充填・接種
8班……接種証明書交付事務
9班……接種後体調確認（保健師）
10班……急変時担架件搬送（エピペン（アナフィラキシー補助治療剤）・酸素ボンベ・搬送用車）
11班……全体把握・患者役30名ほど

コロナワクチン接種シミュレーション訓練では、予診票記載にかなり時間がかかる、接種時に肩を出す脱衣の時間がかかる、アナフィラキシーショックの対応など多くの問題点が浮き彫りとなり、今後の集団接種に備えて課題点を各班が改善していくきっかけとなりました。

ワクチン接種の課題と対策

・集団接種の感染対策

入り口では検温と手指消毒をした上で三密を避けて、間隔をとりながらそれぞれの行程をこなしていく訳ですが、接種当日の注意事項として事前にアナウンスしていたことは、まず自前の老眼鏡を持参してもらうことと、注射部位が上腕三角筋のため、脱ぎ着がしやすい服装で来てもらうことを周知しました。

これは、予診票の内容がわかりにくく、最後まで記入して持参できる可能性が乏しいことを想定し、会場で予診票確認支援の際に必要であることと、感染対策の意味もありました。予備の老眼鏡は準備していますが、使用のたびに消毒作業の工程が増え、そのぶん接種効率に支障をきたすのは得策ではないと判断したからです。

服装にしても、事前のアナウンスがなければ、まだ寒暖の差が激しい時期ですので、着脱に時間を要してしまうと、かえって寒い思いをさせてしまうことになりますし、感染のリスクも高まります。

・高齢者の送迎

四万十町は、元々通院や買い物等に利用でき、道路沿いで手を挙げるだけで乗れる町営のコミュニティバスがあり、それが高齢者の生活の足となっています。

今回、集団接種会場までは、コミュニティバスが巡回し、交通弱者の高齢者にとっては安全な輸送手段となっています。

・ロスの問題

解凍し、5時間以内で使い切らないといけないため、ロスが出ないように、6人を確保するのが困難でした。集団接種の場合は、当日キャンセル分を、自治体職員の接種で賄うという措置を取りました。

こちらも首長がロス分とはいえ、優先接種したことが、全国各地でとりざたされていますが、そういった住民への事前周知も必要です。

バイアルの希釈とシリンジへの充填も2人1組でダブルチェックを行い、ロット番号の確認の際、空バイアルと充填後のシリンジを同じトレイに保管するなど、医療安全の観点からロスを防ぐための細かなガイドラインが重要になります。

・予診票の問題

予診票は、今までの既往歴や家族歴を記入する欄や、時系列での質問等があり、わかりにくい内容になっています。

高齢者任せにせず、予診票記入の確認には、役場の担当課以外の職員がリリーフとして確保されており、聞き取りや記入の支援を行っています。

・同世帯家族での接種時期の問題

高齢者の副反応出現は低いとはいえ、1割はみられます。高齢者世帯では、家族が一度に接種した方が一見効率が良いようにみえますが、同時に副反応が出現した場合に、発熱に伴う脱水や倦怠感に伴う転倒リスクは避けられません。

自助や共助ではなく、公助として症状がでた場合の対応だけでなく、あえて、同一世帯での接種時期をずらすことが、副反応に伴うリスクと、より幅広い世帯が接種できることでの感染のリスクも減らせることを、自治体として意識しておくことが重要です。

・往診患者の副反応モニタリング

本来なら自宅療養の高齢者には、優先接種が適応されるべきですが、へき地の場合、一軒一軒の距離があり、限られた時間で副反応をモニタリングしながら網羅するのはかなり困難です。

四万十町では、集団接種会場でもロスが出た場合に、職員の確保もしていますが、往診で接種する自宅療養の患者も確保の対象にしています。そのほうが、スタッフや対応設備が充実しているなかで接種とモニタリングができるというメリットがあります。

・同意や意思決定の尊重

政府は、東京オリンピック、パラリンピックが目前に迫っているにもかかわらず、感染が抑え込めない焦りからか、ワクチン接種を加速させると豪語していますが、大事なのは、個人のワクチン接種への同意についての意思決定の保障です。

ワクチン接種に不安がある人が差別を受けることがないよう、接種会場でも再度リスクとベネフィットについての説明と意思確認すること、不安の解消に努めるとともに、直前でも辞退して構わないことの理解を求めることが重要です。

・近隣の医療機関との連携

四万十町大正地区では、診療所の向かいが接種会場となっているため、一次救急、二次救急はスムーズに対応できるようになっています。2月25日、厚労省は、各自治体あてに

(1)　エピペン®注射液0・3㎎は、原則として自治体が設置する特設会場等に具備する場合に無

償提供されること。

(2) 当該無償提供を希望する場合、注文数の上限は、概ね接種対象人口1万人あたり1本程度を目安に、予め定められていること。ただし、人口にかかわらず、全ての市町村（特別区を含む。以下同じ）について1本の注文は可能であること。また、上限までの範囲内であれば、複数回に分けて注文することも可能であること。

(3) 当該無償提供を希望する市町村は、製造販売業者が用意する専用のWebサイトを通じて注文を行うこと。当該WebサイトのURL等については追ってお知らせすること。

(4) 無償提供に関し不明な点等については、以下に掲げる製造販売業者の窓口に照会すること。

(5) 当該無償提供は、特設会場等が、無償提供分に加えて、購入等によりアドレナリン製剤を追加で備えることを妨げるものではないこと。

と通知しました。

四万十町では2本しか無償提供されませんでしたが、これでは1日数百人のワクチン接種に対応するにはあまりに乏しいとして、町が持ち出して8本購入し、10本体制でアナフィラキシー対応に備えています。本来なら、自治体が必要と判断した本数を国は無償提供するべきではないでしょうか。

・医療者シフトの問題

看護師の確保が困難な自治体は、財政的な問題もあります。例えば、集団接種にかかわる看護師への手当ですが、高知県内でも東洋町は日額9000円、高知市は1万円、四万十市、宿毛市、土佐清水市の3市は4時間で1万7000円と、市町村によってかなりバラツキがあります。高知市は民間の医療機関へ接種要員確保の依頼をおこなった際、抽選になるほど殺到しました。東洋町は退職看護師の比率が高く、要員の確保は数だけではない問題も抱えています。四万十市は高額な手当にもかかわらず、5月に入っても必要な接種要員11人中2名しか確保できていないという厳しい現状です。ここでも県内の都市部と郡部のマンパワー格差が垣間見られます。

また、ワクチン接種には実際どのような課題があるのでしょうか。共同通信の都道府県庁所在地を対象にした調査では、多くの自治体が人員と会場を挙げました。中でも8割の自治体が「接種に当たる医師や看護師らスタッフの確保」と回答しています。次いで「接種会場の確保」が多かったです。

コロナ禍の前から医師不足に悩んできた地方にとっては、当然の懸念です。地域の医師が交代で接種に当たることになるでしょう。勤務する医療機関の休診日などを調整してシフトを組む必要があります。「それぞれコロナや一般の患者を診療している中、ワクチン接種は負担となるのでは」と記されています。

大正診療所でも、看護スタッフのシフトに支障をきたさないよう、看護師長は休日返上でワクチン接種にあたることとなっており、近隣の自治体病院の看護管理者たちも、このゴールデンウィークはずっとワクチン体制の話し合いに終始していたと不安な胸の内を訴えました。

・副反応への対応について

先行接種での副反応の事例は、自治労連本部や医療部会、医療者のネットワーク等を通じて周知されていました。ほとんどの医療機関が持ち出しで解熱鎮痛剤アセトアミノフェン500㎎を1回量として希望するスタッフに処方しました。大正診療所も、シフトの調整が難しい現状を鑑みて、医療スタッフだけでなく、四万十町内の2つの消防職員にも副反応についての情報提供と理解を求めたうえで、自費診療での処方を行いました。消防職員からは、「服用せずに済んだが、詳細な情報提供と、対症療法薬を持っていることの安心感は大きい」との意見がありました。

5　新型コロナウイルス感染症とへき地医療の課題

5月上旬から始まる集団コロナワクチン接種で多くの方が安全で安心して接種できる体制をつくっていきたいと思います。

へき地に関して、新型コロナウイルス感染症の患者数が少数であったとしても、医療提供体制がひっ迫する可能性があると考えられ、へき地における新型コロナウイルス感染症に係る医療提供体制について、各都道府県が整備を行う必要性が挙げられています。

また、国内の医療従事者の感染率の高さが懸念されております。今回のパンデミック以前から、へき地では特に医療分野の人材が不足していました。その中で病に倒れる医療者が出てくれば、代わりとなる人はいません。

へき地医療拠点病院など中心的役割を果たす医療機関の医療従事者が、新型コロナウイルスに感染し、一時的に機能を維持することが困難となった場合の対策も必要です。平常時において、へき地医療従事者の不足を解消することが、新型コロナウイルス等の感染拡大防止につながるのではないでしょうか。

新型コロナウイルス感染症への対策に多大な資金と労力が注ぎ込まれる中、医療の質を維持することはいっそう深刻になってきます。また、コロナで失業者も増え、経済的な打撃を受けた人びとは、保健医療を利用する機会をさらに失う恐れも考えられます。

コロナによる貧困化でも、医療は平等なものでなくてはなりません。新型コロナウイルス感染症は、歪んだ人間社会の不公平さや、いまの社会保障制度を見直す警鐘として捉えなくてはならないでしょう。

（２０２１年５月10日）

参考文献

一般社団法人日本感染症学会ワクチン委員会「COVID-19 ワクチンに関する提言（第２版）」（２０２１年２月26日）。

厚生労働省健康局健康課予防接種室「新型コロナウイルスワクチンの接種体制確保について自治体説明会⑤」（２０２１年４月12日）。

編著者

平岡和久（ひらおか かずひさ）　立命館大学教授
自治体問題研究所副理事長

尾関俊紀（おぜき としのり）　日本医療福祉生活協同組合連合会副理事長
みなと医療生活協同組合理事長　医師
自治体問題研究所理事

著者

徳田安春（とくだ やすはる）　群星沖縄臨床研修センター長　医師

保坂展人（ほさか のぶと）　東京都世田谷区長

大野正喜（おおの まさき）　広島中央保健生活協同組合専務理事

市谷知子（いちたに ともこ）　鳥取県議会議員

齋藤文洋（さいとう ふみひろ）　東京都練馬区医師会副会長
東京保健生活協同組合副理事長
大泉生協病院院長　医師

大川剛史（おおかわ たけし）　高知自治体労働組合総連合医療部長

岡上則子（おかうえ のりこ）　高知自治体労働組合総連合書記長

新型コロナウイルス感染症と自治体の攻防
［コロナと自治体　1］

2021 年 6 月 10 日　初版第 1 刷発行

編著者　平岡和久・尾関俊紀

発行者　長平　弘

発行所　株式会社 自治体研究社
〒162-8512 東京都新宿区矢来町 123 矢来ビル 4F
TEL：03･3235･5941／FAX：03･3235･5933
http://www.jichiken.jp/
E-Mail：info@jichiken.jp

ISBN978-4-88037-723-0 C0036

印刷所・製本所：モリモト印刷株式会社
DTP：赤塚　修